O vírus da
INCERTEZA

Jorge Sanchez e
João Carlos Borda

O vírus da INCERTEZA

Você será melhor depois da pandemia

© 2020 - Jorge Sanchez e João Carlos Borda
Direitos em língua portuguesa para o Brasil:
Matrix Editora
www.matrixeditora.com.br

Diretor editorial
Paulo Tadeu

Capa, projeto gráfico e diagramação
Allan Martini Colombo

Revisão
Silvia Parollo
Cida Medeiros

Pesquisa e produção
Daniela Rita Correia Barreiro

CIP-BRASIL - CATALOGAÇÃO NA PUBLICAÇÃO
SINDICATO NACIONAL DOS EDITORES DE LIVROS, RJ

Sanchez, Jorge
O vírus da incerteza / Jorge Sanchez, João Carlos Borda. - 1. ed. - São Paulo: Matrix, 2020.
152 p.; 23 cm.

ISBN 978-65-5616-016-0

1. Coronavírus (Covid-19). 2. Epidemia - Aspectos sociais. 3. Epidemia - Aspectos psicológicos. I. Borda, João Carlos. II. Título.

20-65002   CDD: 303.485
                 CDU: 316.4:616-036.22

Camila Donis Hartmann - Bibliotecária - CRB-7/6472

Os autores agradecem a:

Ana Maria Fonseca Zampieri, Claudio Romualdo, Helga Lopez Sanchez, Henrique Bredda, Josmar Verillo, Luiz Alberto B. Hetem, Marcelo Di Bonifácio, Maria Inês Fini, Márlon Jacinto Reis, Pedro Vellosa Schwartzmann, Rafael Barioni e Rubens Zampieri Filardi.

Aos meus amores Helga,
Leonardo, Victória e Lucas.

Jorge Sanchez

Para Maria e Pedro Borda (*in memoriam*),
Erik, Pedrinho e Maju.

João Carlos Borda

Sumário

APRESENTAÇÃO
Conversa de amigos 11

PARTE 1

CAPÍTULO 1
Hospedeiro da morte 17

CAPÍTULO 2
Homem de carvão 23

CAPÍTULO 3
O sequestrador 28

CAPÍTULO 4
Mentira contagiosa 33

CAPÍTULO 5
Viver e não ter a vergonha de ser feliz.. 37

CAPÍTULO 6
A festa dos escorpiões 43

CAPÍTULO 7
O Brasil que apodrece 47

CAPÍTULO 8
Assalto nas Câmaras e Prefeituras... 52

CAPÍTULO 9
Cuidar e ser feliz... 57

CAPÍTULO 10
Ética: o Brasil precisa desse olho.. 61

CAPÍTULO 11
Parasita, verme, aproveitador: sevandija 65

CAPÍTULO 12
A empresa em casa 69

CAPÍTULO 13
O que não aprendemos com os índios... 75

CAPÍTULO 14
Apertem os cintos 79

CAPÍTULO 15
Cru e cozido.. 81

CAPÍTULO 16
Como acariciar os pelos do burro... 84

CAPÍTULO 17
Tempo para renascer.. 88

PARTE 2

Reflexões sobre a pandemia de covid-19 93

Somos construtores da saúde emocional na pandemia...................... 105

A luta nos hospitais.. 111

Pandemia e política 122

Um novo cenário mundial 126

A regra é clara: sem risco, sem retorno 130

Como a pandemia de covid-19 tem transformado a nossa empresa 133

Destruição criativa da escola.. 137

Perspectivas e cenários da pandemia do coronavírus 141

EPÍLOGO 145

REFERÊNCIAS BIBLIOGRÁFICAS... 147

Apresentação
Conversa de amigos

Pela garganta de uma ampulheta escorrem os grãos de areia que determinam a cadência do tempo. Não é preciso fazer nada. É só assistir ao estrangulamento da existência atravessando o nó entre dois polos. Muitas pessoas (que triste) permitem que assim seja a vida; outras, porém, resistem à saga de emprestar o próprio destino para escoar o tempo. Essas jamais serão ampulhetas. Querem ser a areia que atravessa pelo tempo, que muda de lugar, que transborda incessantemente para despertar o mundo para a vida.

As páginas deste livro guardam a vontade manifesta de escorrer por todos um pouco do que julgamos tão necessário: o valor da vida e da cooperação incondicional.

Os autores deste livro, o advogado Jorge Sanchez e o jornalista João Carlos Borda, se conheceram durante uma reportagem sobre um tema que até hoje solda uma admiração mútua entre os dois: o combate à corrupção. Sanchez empregou, ao lado de amigos, ações duras contra a roubalheira em sua terra natal, Ribeirão Bonito (SP), assumindo o comando da Amarribo, entidade civil criada para apontar e denunciar irregularidades no município, e viu todo o empenho do grupo ser replicado pelo Brasil. Primeiro em reportagens em jornais e emissoras de rádio e TV, e depois pela mobilização popular em várias cidades. João Carlos Borda cobriu, a serviço da EPTV, afiliada da Globo em São Paulo, as principais denúncias sobre corrupção nas regiões de Ribeirão Preto, Campinas e São Carlos, envolvendo prefeitos, agentes públicos, advogados e empresários. Algumas dessas reportagens foram veiculadas em rede nacional – *Fantástico*, *Jornal Hoje*, *Bom Dia Brasil* e *Jornal Nacional*.

Jorge Sanchez e João Carlos Borda

A convergência de ideias sempre alinhou os dois amigos em projetos a quatro mãos. O tempo, então, disparou a faísca e a imaginação se iluminou da vontade de fazer deste livro uma grande roda de amigos, uma história para se eternizar em letras e ficar para sempre impressa no coração de cada um que emprestou apoio, expondo suas análises, e dos que viraram cada página ao encontro do que alimenta a nossa peregrinação: resiliência, ética, honestidade, lealdade, compromisso, simplicidade, solidariedade, amor e tudo o que está debaixo do maior guarda-chuva da vida: a amizade, esse cabo de aço que amarra corações.

Por isso, nada melhor que apresentar esta obra com um bate-papo de amigos, daqueles que começam na varanda e acabam na cozinha, entre goles de café e boas risadas. Afinal, o tempo é como o vento: passa pela gente, traz amarguras, leva um pouco do que temos, mas jamais destrói valores tão sólidos. Às vezes, em redemoinhos, o tempo traz os amigos de volta e a força para nos empurrar para cima. E aí, com amigos e fé, a gente sabe que não vai "faiar".

O livro tem muito disso. Surgiu em plena quarentena e foi inteiramente produzido em *home office* – entrevistas, discussão editorial, correção. Nada presencial. Tudo a distância. Imagina encaixar ideias no papel, a quatro mãos, sem a presença do amigo ao lado e, ainda por cima, combinar palavras pelo celular? Para os dois autores, com certeza, uma experiência gratificante, como bem explica Sanchez:

"Sem dúvida, nosso *home office* foi muito produtivo e eram muito esperadas as reuniões noturnas sobre os temas e o nosso trabalho. Então, tirando o calor humano de estar próximo fisicamente, esse formato se mostrou extremamente produtivo e eficaz.

As pessoas sempre perguntam sobre como surgiu a ideia de escrever um livro em pleno desdobramento da pandemia, ou seja, como narrar a história ao vivo. Simples: foi a vontade de compartilhar as reflexões de especialistas – psicólogos, médicos, empresários, educadores – sobre o futuro, como poderemos viver melhor social e economicamente. Acho que, em primeiro lugar, porque estava em mim um anseio, uma vontade de me manifestar sobre esse momento histórico em que vivemos. E, dessa forma, deixar registrado em palavras, por meio deste livro, essa nossa experiência única, a qual a sociedade e o mundo estão vivendo neste momento. Quando um ponto final encerra o último capítulo deste livro, uma reflexão deve ser compartilhada: o que a gente espera do mundo pós-pandemia?

Sinceramente, um mundo melhor, mais humano, mais fraterno. Sou um otimista incorrigível. Espero que as pessoas se preocupem em se cuidar mais, cuidar umas das outras, cuidar das relações, dos amigos, dos aspectos profissionais, e que as empresas sejam mais cautelosas e mais responsáveis no que diz respeito a fundos de reserva. De verdade, mesmo que as pessoas saiam melhores como seres humanos e com essa sensação de se cuidar melhor, de cuidar das relações da família e dos amigos, a humanidade passará por uma aprendizagem".

Esse é o olhar de Jorge Sanchez sobre o nosso legado como autores desta obra.

Nessa hora, nada mais oportuno que colocar na balança dois pesos que podem revelar a dimensão da felicidade: TER ou SER?

"Esse consumismo desenfreado não leva a nada. Muito melhor SER do que TER. Então, espero que a sociedade e a população passem a ter um olhar mais positivo sobre as coisas. Eu costumo dizer, no escritório, a metáfora de que a gente tem que ser 200%, o que é ser os 200%? Eu digo em ser 100% caráter e 100% competência técnica. Na verdade, temos que ser gente boa, gente do bem, temos que cultivar os princípios da humildade, da simplicidade, da honestidade, do bem querer, da boa-fé, e espero, sim, que Oxalá, nesse momento difícil da humanidade, traga um pouco mais desses 200%, que são a retidão de caráter e 100% de capacidade técnica de trabalho, de dedicação, de empenho, de amor à humanidade", aconselha Sanchez, para quem a superação é regra e nunca exceção:

"Eu, João Carlos Borda, faço de outro pensamento do meu colega escritor as minhas palavras: 'Eu penso que o trabalho e a dedicação ao trabalho são a maneira mais eficaz que o ser humano tem de chegar a Deus, por atos e atitudes'. Para fechar, vale ressaltar uma questão que é muito nobre para nós dois: a amizade. Penso que é impossível viver sozinho. Dá pra gente se desconectar de muitas coisas, mas jamais dos amigos. Vou compartilhar uma pesquisa sobre felicidade, que entrevistou várias pessoas e achou um ponto comum entre elas: todas eram sociáveis, estavam num relacionamento amoroso e tinham amigos. E uma frase de Mark Twain, que tem muito a ver com nossos pensamentos em comum: 'Gentileza é uma linguagem que o surdo pode ouvir e o cego pode ver'. E se você achar pouco, pense no que nos deixou Guimarães Rosa: 'É junto dos bão que a gente fica mió'".

E Sanchez completa: "Amigos são anjos que nos deixam em pé quando nossas asas se esquecem de como voar".

Então, abra as próximas páginas com uma certeza: não é o tempo que passa. É a gente que passa por ele. Você será melhor. Lembre-se: entre tantas dúvidas, sempre achamos a certeza.

PARTE 1

CAPÍTULO 1
Hospedeiro da morte

Toda conquista é transitória. Esforçai-vos com persistência.

Buda

Cinquenta anos, 9 meses e 4 dias. Poderia ser a pena de um prisioneiro contada em rabiscos de carvão na parede imunda de uma cela. Poderia. Mas foi a medida de uma espera torturante para se consagrar em correspondência concreta e definitiva da paixão. Meio século e, finalmente, Florentino Aniza conquista Fermina Daza, mulher pela qual viveu cada minuto de sua vida e esperou pelo ápice do reencontro.

Em *O amor nos tempos do cólera*, Gabriel García Márquez imprime toda a força do realismo mágico para construir, em Cartagena de las Índias, as cenas desse amor explosivo em meio a uma Colômbia sucumbida pela cólera, que transformou cidades em cemitérios a céu aberto.

Sem as mesmas tintas de Gabriel García Márquez, pelas linhas de outro escritor esplêndido, Albert Camus, em *A peste*, o retrato aterrorizante da ameaça sorrateira que avança a quatro patas. "Na manhã do dia 16 de abril, o dr. Bernard Rieux saiu do consultório e tropeçou num rato morto..." "Nessa mesma noite, Rieux, de pé no corredor do prédio, procurava as chaves quando viu surgir, do fundo escuro do corredor, um rato enorme, de passo incerto e pelo molhado. O animal parou, parecendo buscar o equilíbrio, correu em direção ao médico, parou de novo, deu uma cambalhota com um pequeno guincho e parou, por fim, lançando sangue pela boca entreaberta..."

A literatura teceu com palavras, ao longo do tempo, uma teia de histórias mórbidas e nauseantes a que o mundo tantas vezes assistiu de joelhos: a explosão de pestes e toda a desgraça que a ficção nem sempre rascunhou na escala exata dos horrores vividos pela humanidade.

O primeiro bicho que mirou as estrelas ganhou a condição mais elevada para andar em duas pernas. E conquistou também o exercício de um poder soberano, advindo da cobiça e da necessidade. Mesmo assim, com toda a convergência de condições favoráveis que julga possuir, a vida humana sempre esteve e estará amarrada por um fio de algodão, balançando de um lado para o outro, à beira de um abismo.

No século XIV, o homem experimentou a agonia do próprio corpo se canibalizar e assim morrer aos poucos, sem ter o que comer, durante a crise de alimentos na Europa, conhecida como a "Grande Fome". Já em 1980, o homem está a bordo de um avião, num voo em direção a Nairóbi. Na medida em que as savanas africanas se descortinam nas janelas de um Fokker Friendship, um passageiro começa a vomitar. "O saco está cheio até a borda com uma substância conhecida como vômito negro. O vômito negro não é realmente negro, mas um líquido pontilhado com duas cores, negro e vermelho, uma mistura de grânulos negros com sangue arterial. É uma hemorragia e cheira a matadouro. O vômito negro é repleto de vírus. É extremamente infeccioso."

É assim que Richard Preston começa o livro *Zona quente*, que conta, em detalhes perturbadores, como o mundo conheceu o ebola na década de 1980, uma das doenças mais mortais – 90% das pessoas que a contraem morrem. Os primeiros casos da doença foram registrados em 1976, em surtos simultâneos no Sudão e no Congo, onde parte das vítimas morava na região do Rio Ebola, que acabou dando nome à doença. Morcegos frugívoros e chimpanzés podem ter sido os hospedeiros, que em contato com o homem transmitiram a doença pelo sangue. Até 2013 havia no mundo 1.800 pessoas infectadas, e 1.300 morreram.

Apesar do ebola revelar alta letalidade, a linha do tempo da humanidade foi sempre traçada por incessantes sinais de extermínio que empilharam corpos, dizimaram povos e revelaram as frágeis convicções. As marcas desse cenário dantesco até hoje nos espiam reverberadas na peste negra, doença que fazia o corpo explodir em bolhas putrefatas do tamanho de um ovo ou até de uma laranja. Quando se rasgavam, viravam feridas arregaçadas e depois manchas negras da cabeça aos pés.

A doença que derretia os órgãos internos e emergia em bolhas pelo corpo foi trazida para a Europa por mercadores que faziam a rota China-Índia, em 1345. Nos navios, além das mercadorias, viajavam nos porões, agarradas aos pelos dos ratos, as pulgas que iriam depois infectar as pessoas que viviam em precárias condições de saneamento, habitualmente práticas em jogar lixo e até excrementos pelas janelas de suas casas.

O contágio era rápido. O sofrimento não passava do quinto dia. Uma entre três pessoas morria. Entre 1347 e 1350, a Europa viu uma montanha de corpos espalhados por estradas, ruas e praças – entre 30 e 50 milhões de mortos.

Sob o domínio da igreja católica, a peste negra era vista como um castigo divino aos pecadores, sobretudo os judeus, que estariam envenenando o mundo. Da ciência vinha a insustentável explicação de um alinhamento de planetas, fenômeno pelo qual o desequilíbrio se instalara entre as pessoas. Em meio a uma epidemia de irracionalidade, havia quem atribuía ao miasma (o ar podre) a causa de toda a tragédia.

Debaixo desse véu de aberrações, procurando encurtar caminhos entre corpos amontoados, cruzavam-se pelas ruas a Irmandade dos Flagelantes, grupo religioso que se autoflagelava com açoites nas costas para amenizar os castigos aos pecadores, e os Médicos da Praga, homens da ciência inteiramente cobertos de preto e com um bico de pássaro. Era a imagem da morte personificada que amedrontaria o mundo para sempre.

Os primeiros perambulantes abriam feridas pelo corpo, que só aceleravam o processo de infecção; os homens do segundo grupo acreditavam que, carregando ervas aromáticas e perfumes no interior dos bicos de couro e mais a vestimenta, estariam protegidos contra o ar infeccioso. Não resolvia. A canela descoberta já era o bastante para a pulga do rato entrar em contato com o corpo, picar e matar também o médico que visitava os enfermos.

Enquanto muitos travavam uma batalha incansável contra o inimigo desconhecido, outros se aproveitavam da situação para declarar as suas próprias guerras, contribuindo para acelerar o número de mortos. Em estratégias repugnantes para tentar aniquilar os inimigos, os soldados usavam as catapultas para arremessar sobre as muralhas dos castelos os cadáveres que encontravam pelas vielas. Inauguravam, dessa forma, os primeiros ensaios do que viriam a ser as futuras "armas biológicas".

Entre tentativas e erros, algumas cidades começaram a experimentar a quarentena, procurando manter as pessoas isoladas. Com isso, a peste negra começou gradativamente a regredir, embora tenha deixado ao longo de uma década mais de 75 milhões de mortos.

O mundo parecia blindado contra outros riscos de extinção. Apenas parecia.

Em 1917 surge a gripe espanhola, e o inferno reaparece – mais veloz e letal.

Primeira Guerra Mundial. De um lado, a Aliança, formada pela Alemanha, Áustria-Hungria, Império Otomano e Itália; de outro, a Entente (Reino Unido, França, Rússia e Estados Unidos). No centro dessa batalha, um vírus.

A cada dia, cerca de 10 mil rapazes deixavam as suas fazendas nos Estados Unidos e em outros países e marchavam para o *front*, um lugar delimitado por trincheiras alagadas, entupidas de cadáveres, ratos, e sufocadas por gás venenoso. Na esteira do caos, um inimigo invisível, sem farda e sem armas, que também partiu das granjas de criação de aves e porcos.

O vírus da Influenza H1N1 não reconhece lados nem bandeiras em sua trajetória de ataque fulminante, e começa a sepultar nos campos de batalha e nos hospitais de campanha milhares e milhares de soldados. Os países envolvidos na guerra tentam censurar qualquer notícia sobre a gripe que mata. Mas um país, neutro no conflito, resolve denunciar a mortandade sem precedentes.

Em janeiro de 1918, a Espanha revela ao mundo a pandemia que a história iria denominar mais tarde de "gripe espanhola", que a bem da verdade surgiu no Condado de Hasleel, no Arkansas, provavelmente tendo como hospedeiros os porcos e as aves. Em quatro dias, a doença mata dezenas de militares no Fort Kansas e segue para o teatro de guerra.

Na França, o Hospital de Étaples é um gigantesco complexo sanitário para atender os militares feridos em batalhas. Mais de 100 mil pessoas passam todos os dias por corredores improvisados. Bem perto dali, para abastecer os enfermos e as equipes da Saúde, está uma criação de aves e porcos, matéria-prima abundante para a doença prosperar sem trégua.

O sistema imunológico frágil de crianças e idosos faz desse grupo as vítimas mais vulneráveis. No mesmo ano, porém, aparece uma nova onda nos Estados Unidos e em Serra Leoa. Dessa vez, um vírus mais agressivo e fulminante ataca pessoas ainda mais jovens, entre 20 e 40 anos de idade, e os médicos assistem estarrecidos à "tempestade de citosinas", uma reação exagerada à doença. O organismo de pessoas saudáveis responde aos ataques de forma descontrolada, gerando nos pulmões, por exemplo, líquido e asfixia. Jorram as hemorragias pelo nariz, pulmões, intestinos, ouvidos e boca.

Nas trincheiras, as metralhadoras agora estraçalham corpos já putrefatos porque poucos homens ainda conseguem segurar os fuzis e se manter em pé. Mas o trabalho das "Enfermeiras de Guerra" consegue parar a tempestade mórbida. Com máscaras, higiene total das mãos e com distanciamento social, o vírus começa a se render. Perde força. Não o ímpeto de se replicar por onde pode. Só na Rússia, ainda sacudida pela revolução comunista, mata 2 milhões e 700 mil pessoas. No Brasil, o vírus vem a bordo do navio britânico Demerara, que aportou no Recife, Salvador e Rio de Janeiro, provocando em poucos dias a morte de 35 mil brasileiros e obrigando o governo de Francisco de Paula Rodrigues Alves a fechar escolas, cinemas, teatros, comércio e até cancelar o Carnaval.

A essa altura o mundo já contava entre 50 milhões e 100 milhões de mortos. Ficava também para as gestantes um triste legado com a perda de bebês ou a geração de crianças com a saúde comprometida. E o pior: o mundo jamais se livraria do H1N1. Ele voltaria depois.

O país dos ratos

Por muito tempo os homens da ciência atribuíram ao ar a propagação de muitas pestes que assolavam o mundo. Entre 1685 e 1849, importantes cidades brasileiras, como Recife, Goiânia, Salvador, e bem mais tarde Rio de Janeiro, viveram a epidemia de febre amarela, que matou milhares de pessoas. O epidemiologista Oswaldo Cruz, que frequentou o renomado Instituto Pasteur, em Paris, precisou visitar Havana para aprender com o cientista Carlos Finlay, autoridade no assunto na época, que a doença era, na verdade, transmitida pelo mosquito *Aedes aegypti* – "O horrível que veio do Egito", em sua tradução literal.

Antes, porém, o conceituado cientista brasileiro precisou vencer a peste bubônica, transmitida pela pulga do rato, motivo de uma campanha sanitária que estimulava o povo a capturar ratos em troca de 300 réis. A campanha evoluiu, em razão do "empreendedorismo" brasileiro, para um negócio familiar altamente lucrativo. De olho na grana que o governo oferecia, muitas pessoas decidiram investir na criação caseira dos bichinhos. Assim, todos os dias, lá estavam os malandros com gaiolas lotadas de ratos para serem vendidos ao governo.

Era o Brasil aprendendo a criar em cativeiro os seus primeiros ratos – oportunistas e políticos –, que mais tarde iriam infestar a vida do país, desencadeando uma das piores pestes para o presente e o futuro de um povo: a epidemia da corrupção (que abordaremos nas próximas páginas).

Oswaldo Cruz experimentava também, naquele começo de século, quando deflagrou uma vacinação em massa contra a varíola, o que o Brasil de 2020 tentava quebrar ao negar a verdade: os pilares científicos. Quando a varíola apareceu, pululuram declarações muito aos moldes do que ouvimos hoje: "Aqui é um país de clima quente, e essa doença não vai pegar".

Em meio às tentativas de descrédito, a campanha de vacinação se transformou, de repente, em estopim para uma revolta popular, quando se espalhou a notícia, já na época amplificada com *fake news*, da absurda ideia de inocular as pessoas com material extraído da vaca.

No Brasil, essa notícia de um "remédio extraído da vaca"[1] se agravava com o atentado contra a pureza das mulheres, pois elas teriam que expor seus músculos íntimos aos vacinadores, um descalabro moral pior que a iminência da morte. Pouco importavam as erupções cutâneas que desfiguravam o rosto. Era preciso apontar as armas contra a ciência. E atirar sem dó.

A Revolta da Vacina ganhou as ruas. As brigadas sanitárias que tentavam vacinar as pessoas na marra eram rechaçadas à bala. Sem chance de virar o jogo e sempre suscetível às pressões, o governo engavetou a obrigatoriedade da vacina.

Mais tarde, contudo, as pessoas começaram a se render à ideia de que uma simples picada poderia representar a linha tênue entre a vida e a morte e que, portanto, às favas o puritanismo e o ódio à ciência. Até Ruy Barbosa e Olavo Bilac, ardentes inimigos da vacina, ofereceram seus músculos esculpidos aos exercícios com a pena para abraçar os avanços da ciência.

---

[1] No final do século XVIII, Edward Jenner, médico inglês, criou a primeira vacina do mundo. Jenner descobriu que podia proteger as pessoas da varíola inoculando-lhes varíola bovina, um vírus da mesma família. Em 1796, Jenner observou que uma ordenhadora, a seu serviço, teve feridas de varíola bovina nas mãos e nos pulsos. Jenner retirou o pus de uma das feridas e injetou-o no braço de James Phipps, o filho de 8 anos de um trabalhador local. Seis semanas depois, Jenner injetou em Phipps o pus tirado de um caso de varíola para saber se o garoto, após sentir uma afetação leve do sistema pelo vírus da varíola bovina, estava seguro do contágio da varíola. A inoculação com varíola costumava causar febre alta; calafrios; erupções ulcerantes e dolorosas; e, ocasionalmente, a morte. Mas nada aconteceu com James Phipps. Depois, Jenner inoculou Phipps outras 20 vezes com o pus de pessoas com varíola; em cada uma das vezes, Phipps sobreviveu sem incidentes. Aparentemente, o vírus da varíola bovina era semelhante o bastante ao da varíola para que a inoculação de um protegesse contra a doença causada pelo outro. Dois anos depois, Jenner publicou suas observações e usou o termo *variolae vaccinae* – literalmente "varíola da vaca", que deu origem à palavra vacina. (Trecho extraído do livro *Vacinado*, do dr. Paul A. Offit (Matrix Editora). (N. do E.)

CAPÍTULO 2
Homem de carvão

Nossa grande e gloriosa obra-prima é viver adequadamente.

Montaigne

Desde que despencamos da copa de uma árvore e plantamos os dois pés no chão, há 2,5 milhões de anos, um cronômetro foi disparado e, da vida para a morte, corremos a passos de maratonista, sempre ao encontro da incerteza, convictos apenas de que era preciso matar um tigre-dentes-de-sabre e deixar outro amarrado. Mas, talvez, não fosse esse o xis da questão. O maior inimigo mesmo a ser enfrentado estava diante de nós, no reflexo da água de um rio: nós mesmos. Mesmo assim, fomos em frente, cabelos ao vento, descobrimos o fogo e logo aprendemos a fazer aquele "churras". Aí, sim, com a bola cheia, olhamos para aquele vale infinito, da sacada de nossa caverna, e berramos: "é nóis"!

Logo, botamos para quebrar. Em *Sapiens – Uma breve história da humanidade*, Yuval Noah Harari relata os primórdios de um comportamento que iria, ao longo do tempo, gravar as nossas digitais como provas inequívocas das ações destrutivas contra o planeta. "Alguns acadêmicos tentam exonerar nossa espécie, colocando a culpa nas excentricidades do clima (o bode expiatório usual em casos como esse). Mas é difícil acreditar que o *Homo sapiens* tenha sido completamente inocente."

Em referência ao ocorrido na Austrália, o autor cita que "a culpa dos *sapiens* é irrefutável. Por exemplo, a megafauna da Nova Zelândia – que sobrevivera à suposta 'mudança climática' de cerca de 45 mil anos atrás sem um único arranhão – sofreu golpes devastadores imediatamente depois que os primeiros humanos puseram os pés nas ilhas. Os maoris, os primeiros colonizadores da Nova Zelândia, chegaram às ilhas há cerca de 800 anos. Em poucos séculos, a maior parte da megafauna local foi extinta, junto com 60% de todas as espécies".

A mesma trajetória, lembra Harari, em escala de extinção, tiveram os mamutes da ilha de Wrangel, no Oceano Ártico. "Os mamutes prosperaram por milhões de anos na maior parte do hemisfério norte, mas quando o *Homo sapiens* se espalhou – primeiro pela Eurásia e depois pela América do Norte –, eles recuaram. Há 10 mil anos, não se encontrava um mamute no mundo, exceto em poucas ilhas remotas do Ártico."

A peregrinação humana sempre foi marcada pela árdua batalha de se manter em pé contra ondas sucessivas de crise. Entre os neandertais, só para se recortar um período, entre 70% e 80% dos indivíduos morriam antes dos 40 anos de idade. Steven Mithen conta, em *A pré-história da mente*, que grande parte deles sofria de fraturas por esforços e de doenças degenerativas. Mithen lembra que abrigo e comida não eram fáceis de conseguir naquela fase, pois "cada animal estaria fazendo parte de uma complexa rede alimentar, com flutuações numéricas frequentes e imprevisíveis".

A imprevisibilidade nunca saiu da mala que transportamos nessas viagens pelo tempo, prova de que travamos uma luta incessante contra o acaso, sinônimo de uma ânsia perturbadora. Mas como controlar o tempo que nunca foi nosso? Não somos donos do passado, já perdido, não controlamos o presente, pois este acabou de ir, e muito menos nos pertence o futuro, ainda em invenção.

No desespero para reduzir as surpresas do acaso, quis o homem, porém, ampliar as suas tentativas de controle e, por imperícia ou negligência, ou ambas, passou a colecionar desastres, que reconfiguraram os caminhos. Erros sucessivos na exploração de recursos naturais – para citar um exemplo – foram como borrachas apagando da história a vida de várias civilizações.

E por que as sociedades do passado não perceberam que cavavam as próprias sepulturas?

"Os povos do passado não eram maus administradores ignorantes que merecessem ser exterminados ou espoliados, nem ambientalistas conscientes que resolviam problemas que não podemos resolver hoje em dia. Eram pessoas como nós, enfrentando problemas muito semelhantes àqueles que encaramos hoje." O trecho está no livro *Colapso*, de Jared Diamond, suporte para compreendermos como a exploração inconsequente da natureza condenou civilizações à extinção.

É o caso dos moradores da Ilha de Páscoa, na Polinésia, que construíam imensas estátuas de rocha. A estátua "padrão" media 4 metros de altura e pesava cerca de 10 toneladas. Mas, segundo Jared, havia outra mais alta, a Paro, de 10 metros de altura e pesando 75 toneladas. Ficou sem terminar, na pedreira de Rano Raraku, uma outra estátua, bem maior, de 21 metros e com o peso estimado em 270 toneladas. Os 887 moais espalhados pela Ilha de Páscoa surgiram como reverência divina, frutos de uma inesgotável rivalidade entre os clãs sobre quem erguia a estátua mais alta aos deuses.

Acontece que num lugar historicamente pobre em recursos naturais, como era aquela região da Polinésia, a prática custou a destruição de florestas no Pacífico. Jared registra que "toda a floresta desapareceu, todas as suas espécies de árvores se extinguiram. A consequência imediata para os insulares foram a perda de matérias-primas, perda de fontes de caça e diminuição de colheitas". Sem troncos de madeira, ficaram também sem combustível para se manterem aquecidos nas noites frias e chuvosas. No fim, a única fonte de alimento que restou foram os ratos.

O cinema emprestou as tintas para pintarmos em nossa imaginação o espírito guerreiro do povo viking, que subjugou povos, pilhou aldeias e escreveu com sangue capítulos de extrema violência imperialista. Para manter essa máquina de guerra azeitada e uma agricultura em tímido desenvolvimento, os vikings precisavam de implementos de ferro. Nos sítios arqueológicos foram encontrados instrumentos agrícolas pesados, como arados, pás, machados e foices e, claro, muitas armas, como espadas e lanças, e armaduras.

Nas fundições domésticas daquela região, a matéria-prima era a limonita, também chamada de "ferro do pântano". Segundo Jared, embora as empresas modernas de mineração de ferro trabalhem com minério contendo entre 30% e 59% de óxido de ferro, os ferreiros vikings usavam minérios bem mais pobres, com até 1% de óxido de ferro. A queima de madeira não produzia a temperatura ideal para se trabalhar o ferro. Aí, então, vinha o desperdício: eles queimavam grande quantidade de madeira para produzir carvão – na média, eram 2 quilos de madeira para 500 gramas de carvão. Onde havia poucas árvores, era o sinal iminente de um desastre irreversível.

Nada estarrecedor. Até hoje a Amazônia arde para se transformar em pastagem.

Bem mais tarde, quando começou a colonização da Islândia, um quarto da área da ilha era florestada. Os colonos começaram, então, a derrubar árvores para fazer pastagens e para usar lenha, madeira de construção e carvão. Cerca de 80% dessa floresta original foi derrubada em algumas décadas e 96% nos tempos modernos, deixando apenas 1% da área da Islândia ainda florestada. A Mata Atlântica brasileira tem hoje o mesmo índice.

Na investigação do curso do homem pelo tempo, é dispensável folhear as páginas da história para enxergarmos no presente o futuro de um gigante cambaleante que dorme sobre uma cama de pregos, atormentado por pesadelos. A China é um dos países mais pobres do mundo em florestas, com apenas 0,12 hectare de florestas por pessoa, comparado à média mundial de 0,65 e com cobertura de floresta de apenas 16% do seu território (comparado a 74% do Japão). Um potencial risco para o ambiente.

A China respira um ar carregado de poluição e bebe nos rios mais contaminados do planeta. Jared relata que "a qualidade da água de mananciais subterrâneos e da maioria dos rios chineses é sofrível e está ficando pior, devido a descarga de esgotos industriais e domiciliares, vazamento de fertilizantes agrícolas e aquícolas, pesticidas e esterco, causando eutrofização generalizada" (termo que se refere a concentrações excessivas de algas como resultado de vazamento de nutrientes).

Quando o meio ambiente vai mal, é sintoma de que o interior humano já se degradou há bem mais tempo. Os níveis de chumbo no sangue dos chineses são quase o dobro dos considerados perigosos em qualquer parte do mundo, e podem afetar o desenvolvimento mental das crianças. Associada a tudo isso, outra ameaça que atravessa o planeta e bate na porta de nossas casas: a manipulação de produtos químicos e biológicos, muitas vezes sem os níveis necessários de segurança, conduta comprovadamente desastrosa, como ocorreu em 1992, quando foi transferida para a China a produção de Fuyaman, pesticida contra pulgões banido do Japão havia 17 anos, onde envenenou e matou muita gente e causou séria poluição ambiental. Pode piorar? Sim. Previsões indicam que em 2050 a China se tornará o país que mais emitirá dióxido de carbono, respondendo por 40% do total mundial.

Causas e consequências não permitem dúvidas de que a história cumpre o efeito de um bumerangue. O homem que dominou o fogo, saiu da caverna para navegar, forjou o aço, se armou com pólvora, ganhou asas e manipulou a vida em laboratórios experimenta hoje, muito a contragosto, o amargo regresso ao seu interior, isolado de todos pela pura e simples necessidade de sobrevivência.

Volta-se para a sua própria caverna, talvez muito parecida com aquela de Platão, que nos conduz a uma inquietante reflexão sobre as incertezas da vida.

Desde a infância, um grupo de prisioneiros vive em uma caverna com as mãos amarradas em uma parede. De onde estão, avistam apenas as sombras projetadas na parede em frente. Elas surgem de uma fogueira pela qual outros homens, na parte de cima, cruzam e carregam objetos. As imagens se projetam de forma distorcida ante os olhos dos prisioneiros que passam a construir seus medos – monstros e demônios – a partir do que apenas imaginam. Um dia, porém, um deles sai da caverna. Aí, então, descobre um mundo novo, a infinidade de experiências fora da caverna. Ele percebe que aquelas sombras que julgava ser a realidade são, na verdade, cópias imperfeitas de uma pequena fração da realidade.

O que ele faz? Volta à caverna e conta aos seus companheiros a verdade e corre o risco de ser considerado louco e morto depois? Ou, então, vive a sua liberdade?

Mais do que responder a essa dúvida, cabe-nos um questionamento existencial: e se nossas cavernas hoje, diferentemente da de Platão, fossem o que nos permitisse refletir sobre a vida? O que extraímos de sabedoria desse tempo todo recolhidos? Sensações de aprisionamento ou de liberdade?

CAPÍTULO 3
O sequestrador

*O que atormenta os homens não é a realidade,
mas as opiniões que eles têm dela.*

Epicteto

Há quase três dias repouso inerte sobre a tampa de inox que acredito ser o balcão de uma padaria. Não lembro ao certo como vim parar aqui. A vaga lembrança é de ter sofrido uma baita pressão e logo explodir dentro do nariz de alguém em meio a bilhões de gotículas lançadas num espirro de quase dois metros de distância. Uma sensação incrível. Vida louca! Girar sem saber pra onde ir. Leveza e doideira. Uma parte expelida, ainda recordo, ficou por um tempo levitando como minúsculas bolinhas de sabão, provavelmente à espera de carona – de uma boca ou de outro nariz; outra parte foi logo para o chão e já deve ter morrido, ou então embarcou no solado de algum sapato e foi dar um rolê por aí. Eu sobrevivi encapsulado em uma daquelas gotículas, embora não saiba por quanto tempo e nem como sairei daqui.

É impressionante como tem gente boa nesta terra. Quando estou quase perdendo a esperança, sinto uma mão me tocar levemente e adeus balcão de inox. Em fração de segundos estou nos doces lábios de alguém, pouco me importa se é homem ou mulher. Meu instinto é invadir, é cair para dentro.

Escorrego rapidamente por um tobogã babado, antes que a boca se feche, e lá vou eu ocupar meu lugar de direito, afinal somos os primeiros habitantes deste planeta e há pelo menos 3 bilhões de anos tocamos o pavor em todo o mundo.

Qualquer coronavírus, por mais inexperiente que seja, sabe que o melhor, logo na entrada, é se colar na mucosa do nariz ou da garganta. Não demora e, de cara, como um ninja, sequestro a primeira célula que passa distraída. Graças a essas lanças que se projetam na superfície do meu corpo, que são as proteínas, facilmente penetro a membrana da célula. Mole, mole. Agora, já dentro da célula, faço o que quero. A primeira ordem: produza mais vírus! Com todas as 100 mil cópias prontas, agora é matar e abandonar essa célula, atacar outras células porque o sistema de defesa já percebeu a invasão e a guerra vai começar.

Agora o destino do paciente depende de tudo, até da própria sorte. O que se sucede depois é um verdadeiro teatro de guerra, que exige da equipe médica muita competência, estratégia e, principalmente, equipamentos adequados. Com o vírus agindo, tudo passa a ser uma questão de vida ou morte.

Os anticorpos lançam o primeiro contra-ataque, seguido de um fulminante processo anti-inflamatório. O paciente sente, então, os primeiros efeitos desse combate interno: dor de garganta e nariz entupido. Rapidamente o vírus corre para os tubos brônquicos, as vias aéreas que vão para os pulmões, e começa a inflamação na mucosa desses tubos, desencadeando tosse e febre. O exército de defesa desfere toda a munição em um combate sem trégua. Na disputa por território, o vírus parte do canal brônquico para os pulmões e uma infecção inevitável avança – a pneumonia. O vírus congestiona as pequenas bolsas de ar na base dos pulmões, os alvéolos, que se enchem de ar e, através de suas paredes, ocorre a troca pela qual o oxigênio chega ao sangue e daí para o resto do corpo. Com uma parte do tecido pulmonar comprometida, o paciente já não consegue mais respirar naturalmente e precisará, com urgência, se conectar a um aparelho.

Mas haverá máquinas de ventilação para todos?

A Itália viveu esse dilema, quando, de repente, uma enxurrada de pacientes começou a invadir os hospitais. Sem outra saída, o país precisou anunciar que os idosos com mais de 80 anos não teriam mais direito a respiradores em caso de superlotação. Era descer o dedo pela lista de internados e escolher quem deveria viver.

O vírus que atacou o mundo se parece com uma coroa impregnada de espinhos, formato pelo qual ganhou o nome de "corona" – coroa em latim. Essas lanças funcionam, na verdade, como chaves que se encaixam nos acessos às membranas. Calcula-se que 80% dos casos de covid-19 são leves e não chegam a causar problemas nos pulmões. A maior preocupação, porém, é com a sua alta capacidade de transmissão e como age nas células. O vírus ebola rompe a célula para sair. A covid-19, não. A célula que o vírus sequestrou se dedica tanto a trabalhar para ele, replicando milhares de cópias, que acaba morrendo por exaustão. E por que o vírus precisa desse mecanismo de perpetuação, já que nem mesmo é considerado ser vivo pela maioria dos biólogos? O vírus existe para simplesmente se replicar por uma teimosia natural, resultado em grande parte da relação próxima entre homens e animais, que construíram a autopista para esse tráfego intenso de zoonoses, pois dos 1.415 patógenos existentes, 61% podem ser advindos do intercâmbio de espécies, fluxo responsável por 2,7 milhões de mortes por ano.

No livro *Spillover – Animal infections and the next human pandemic*, de setembro de 2013, o americano David Quammem, especialista em ciência e natureza, explica essa migração frequente de bactérias e vírus entre animais e pessoas. O morcego parece ser o grande vilão, mas o pesquisador sustenta que as pandemias apenas reforçam os sinais de alerta de que o homem, e não o bicho, é o invasor de territórios e, portanto, o responsável pelas consequências.

É comum no mercado asiático a venda de carne de animais silvestres, embora isso não seja uma exclusividade dessa região do planeta. Em cidades do Nordeste brasileiro e até em feiras do Rio de Janeiro é muito fácil comprar pássaros de diversas espécies, cobras e macacos. Estarrecedor, entretanto, aos olhos dos brasileiros, é ver morcegos e cobras sendo abatidos no balcão, sem a menor higiene. Em reportagem publicada em março de 2020, a revista *Superinteressante* cita que "os pequenos dráculas são vetores exemplares: carregam no mínimo 200 vírus, 60 dos quais têm potencial para contaminar os humanos".

A reportagem especula que "no ambiente estressante do mercado (chinês), com o facão no pescoço, a imunidade dos animais capturados cai e as doenças que eles pegaram de morcegos se manifestam. Daí até um açougueiro com as mãos sujas de sangue coçar o olho é um pulinho". (Nos próximos capítulos vamos explicar melhor toda essa ameaça.)

O salto do coronavírus pelo globo foi rápido, desde o registro do primeiro caso em Wuhan, na China. Logo Europa, Estados Unidos e Brasil passaram a conhecer, de perto, a fúria da nova pandemia, veloz o bastante para ultrapassar outras doenças graves em número de casos.

Um boletim da Organização Mundial da Saúde (OMS) do primeiro semestre de 2020 revelou que, em abril, a covid-19 já se mostrou mais letal que o vírus da gripe A (H1N1), registrada pela primeira vez em 2009, no México. A gripe A matou 18.500 pessoas. A covid-19 já passou das 400 mil mortes até junho de 2020, ou seja, em menos tempo matou pelo menos 40 vezes mais que a H1N1. Até hoje, a maior pandemia da história, a varíola, sepultou no século XX perto de 300 milhões de vidas.

O infectologista chinês Gabriel Leung, especialista em saúde pública da Universidade de Hong Kong, calcula que até 60% da população mundial poderá ser contaminada. Ele não revelou por quanto tempo o mundo estará sob a iminência da previsão se concretizar. Se o novo coronavírus mantiver o índice de letalidade em torno de 1%, 50 milhões de pessoas deverão morrer no planeta enquanto a doença não for freada por uma vacina.

O vírus e a folia

Quando a Viradouro tocou o sambódromo da Marquês de Sapucaí e jogou para cima a história das "Ganhadeiras de Itapuã", mulheres que lavavam roupa na Lagoa de Abaeté para comprar a alforria, mais de 50 mil pessoas explodiram nas arquibancadas e o Rio de Janeiro assistiu a mais uma noite apoteótica. A vitória já estava no papo. No sambódromo do Anhembi, uma multidão cantava numa só voz "Meu orgulho é amar você / Meu pavilhão azul e branco / Vem da Pompeia esse ecoar / Te amo..." Era a Águia de Ouro desfilando para abraçar o título de campeã de São Paulo. Na mesma noite, em Salvador, mais de 2 milhões de pessoas misturam cerveja, línguas, suor e saliva, embaladas pelo axé. Afinal, só não vai atrás do trio elétrico quem já morreu...

A essa altura, a covid-19 já desembarcara no Brasil. O primeiro caso foi em São Paulo, no dia 26 de fevereiro, e tratava-se de um homem de 61 anos que havia retornado recentemente da Itália. Dias depois, porém, o Ministério da Saúde surpreendeu a todos ao anunciar que a primeira morte por coronavírus tinha sido, na verdade, de uma mulher de 75 anos, em Minas Gerais, no dia 23 de janeiro.

O Brasil sambava nas ruas enquanto um inimigo invisível iria fazer muita gente "dançar" depois. Rapidamente a pandemia avançou pelo Brasil. Dias depois estava em Ribeirão Preto. Na menor cidade do país. Na sala de jantar. Em caixões lacrados. O Ministério da Saúde pediu distanciamento social. Estados fecharam as portas de escolas, do comércio, e a economia caminhou para a UTI. Empresários de diversos setores não pensaram duas vezes em transferir o trabalho para dentro das casas dos funcionários. E muita gente descobriu, na prática, o que era esquecer por tempo indeterminado o endereço da empresa e, pior, ver o emprego pendurado por um fio. O presidente da República respondeu com deboche. Riu. Fez piada. Frequentou farmácias. Padarias. Passou os dedos no nariz, deu a mão melecada para o povo, atacou governadores e prefeitos, abriu guerra contra o país e apontou um canhão contra o peito do seu próprio ministro da Saúde. Dois seriam eliminados em poucos dias, sem a menor justificativa plausível.

Definitivamente, o Brasil virou uma grande folia. No Rio, em plena pandemia, comerciantes passaram a ser obrigados a abrir as lojas, sob a ameaça de milicianos que queriam receber pela segurança imposta.

O Brasil começava a experimentar o seu próprio veneno: o oportunismo. As máscaras N95, tão necessárias para os profissionais da Saúde, passaram de R$ 1,20 para R$ 12,00; o álcool em gel sumiu das prateleiras e o preço subiu até 5 vezes; o botijão de gás chegou a ser vendido por R$ 200,00.

A covid-19 tinha, finalmente, aberto as tampas dos esgotos e os ratos começaram a sair dos bueiros.

A duras penas, alguns brasileiros ainda tentavam manter o isolamento social. Mas, pelo visto, o Brasil nunca conseguiu manter distância dos males que ainda se propagam por gerações e gerações como vírus incontroláveis: a ganância, a corrupção e a política rasteira.

Talvez seja motivo para mudarmos o olhar e, quem sabe, conhecermos melhor o mundo de quem ainda viverá por muito tempo entre nós... Com a caneta, para escrever a sua história, o vírus:

"Minha viagem ainda não chegou ao fim. Pulando de célula em célula, tento descobrir o que você pensa agora sobre mim. Imaginava que eu seria capaz de infernizar a sua vida assim? Que eu viria de tão longe, acabaria com a sua paz, com a sua empresa, com seu emprego, com a sua liberdade, entupiria seus hospitais de gente doente, botaria a sua família em pânico? Até seu líder debochou de mim e você curtiu, fez 'joinha'. Será que depois disso tudo você ainda acha que sou apenas uma 'gripezinha'?

Abraço. Covid-19".

CAPÍTULO 4
Mentira contagiosa

Não são as coisas que te prendem, mas teu apego às coisas.

Tilopa

O vírus que varreu o mundo, ceifou milhares de vidas, transformando economias em pó, foi criado em um laboratório da China; o documentário produzido pela RAI, emissora de TV italiana, não deixava dúvidas de que fomos vítimas de uma orquestração patrocinada pelo governo chinês, movido pelos mais escusos interesses econômicos, políticos e imperialistas. Em segundos, na mesma velocidade da covid-19, a notícia propagou-se pelo planeta, até a verdade emergir à linha da sensatez: a reportagem era sobre um estudo de 2015, desenvolvido por pesquisadores da Carolina do Norte, em parceria com cientistas de Wuhan, na China, onde começou a pandemia. A matéria fora publicada, na época, pela conceituada revista científica *Nature*. E, portanto, para frustração dos mentirosos, não havia relação com a pandemia.

Debaixo de seu topete sintético, onde pode esconder um fuzil M16, o presidente norte-americano, Donald Trump, chegou a ameaçar a China, caso venha a ser provada a responsabilidade criminosa dos chineses pela pandemia de covid-19. Na mesma hora, o diretor do laboratório de segurança máxima de Wuhan, acusado de ser o doutor morte pela propagação do vírus, negou as acusações.

Outra notícia impactante, falsa e de cunho político, que grudou como carrapato nas redes sociais foi a de uma revisão dos números sobre óbitos em São Paulo provocados supostamente pela covid-19. Dizia a tal matéria que o governo paulista refizera as contas e concluíra: mais da metade dos casos atribuídos ao coronavírus era falsa e, portanto, não havia motivo para o isolamento social, muito menos a rigidez das regras sanitárias impostas.

Pelo advento das redes sociais, amplificadoras das vozes que não ressoam pela mídia convencional, as notícias falsas parecem fatos recentes, embora a história nos impila a reconhecê-las como bastante antigas.

Noite de 30 de outubro de 1938. Em minutos vai começar o pânico. A rádio CBS interrompe a sua programação musical e, em edição extraordinária, anuncia: o mundo está sendo invadido por marcianos. Com a voz carregada de emoção, os repórteres narram o que, naquele instante, pode ser o fim dos tempos, a escalada para o fim da vida na Terra. O que os ouvidos captam é a devastação impiedosa da espécie humana. Os ETs são cruéis contra os moradores de Grovers Mill, no estado de Nova Jersey. Efeitos especiais confirmam o ataque lançado pelos marcianos a bordo de suas naves poderosas, armamento inimaginável pela limitada inteligência humana.

A "invasão" durou uma hora e logo ficou claro que fora só um golpe publicitário da CBS, produzido por Orson Wells, para anunciar um novo programa e bater a concorrente NBC. Pelo menos 1,2 milhão de pessoas acreditaram na história, consagrada mais tarde como a primeira e talvez a mais virulenta *fake news* a desestabilizar o mundo. Por coincidência, que só hoje faz sentido, os invasores foram derrotados por um vírus.

Se existe algo em que o brasileiro mais coloca fé depois da religião é em *fake news*. Segundo o jornal *Valor Econômico*, uma pesquisa do Instituto Ipsos, realizada em 27 países com 19.200 pessoas, mostrou que os brasileiros são os que mais acreditam nos absurdos replicados pelas redes sociais, por onde, segundo o mesmo estudo, sete em cada dez pessoas se mantêm informadas. A pesquisa constatou que 62% dos brasileiros já colocaram fé em notícias falsas, índice superior a outros países posicionados em segundo lugar – Arábia Saudita e Coreia do Sul (58%).

Foi com essa disposição para acreditar em mentiras que muita gente compartilhou vídeos absurdamente falsos e criminosos, produzidos em hospitais e unidades de saúde de Ribeirão Preto, Campinas, Brasília e São Paulo, tentando provar que a pandemia era apenas uma estratégia política, pois em nenhum daqueles locais visitados havia superlotação de pacientes infectados.

Os prejuízos à sociedade são maiores porque as mentiras divulgadas perpassam os objetivos meramente político-partidários e ameaçam a própria vida. Boatos recentes foram capazes, por exemplo, de derrubar drasticamente as metas de vacinação no mundo, sobretudo aqui no Brasil. A tríplice viral, que protege contra caxumba, sarampo e rubéola, destinada a crianças até 2 anos, atingiu uma cobertura de 86%, quando a meta era vacinar 95% da população-alvo.

No caso do coronavírus, as mentiras foram tão propagadas que os responsáveis pelos comitês de saúde do país, estados e municípios foram obrigados a pedir publicamente que as pessoas parassem de compartilhar mentiras. Em Ribeirão Preto, áudios atribuídos a profissionais sanitários registravam dezenas de mortos por covid-19 nos hospitais e que a prefeitura estaria tentando esconder da população.

Outra bomba sacudiu o Brasil quando as pessoas passaram a acreditar, sem a menor comprovação da fonte, que o FDA (Food and Drug Administration), órgão federal norte-americano que regula a liberação de remédios, havia concordado com a eficácia da cloroquina para o tratamento de pacientes com a covid-19. Mais uma *fake news*.

Falsa também a história afirmando que o filósofo Mário Sérgio Cortella escreveu artigo isentando os políticos pela pandemia e que ninguém teria a solução para a crise. E o hospital que o Exército brasileiro construiu com 2 mil leitos em 48 horas e que a mídia não mostrou? Mentira.

Mas por que as pessoas acreditam em mentiras e passam a compartilhá-las?

O presidente da Associação Brasileira de Psiquiatria, Cláudio Martins, disse à BBC que as pessoas que espalham notícias falsas experimentam uma sensação de bem-estar semelhante à do uso de drogas. "Quando a pessoa recebe uma notícia que lhe agrada, são estimulados os mecanismos de recompensa imediata do cérebro e dão uma sensação de prazer instantâneo, assim como as drogas. Ocorre uma descarga emocional", explica Martins.

O conferencista Ernesto Bologna publicou em um artigo, compartilhado durante a pandemia, que "surgiu um tipo de pessoa que burla a intersecção entre o real e o verdadeiro de uma nova forma: a viralização da falsa informação na vertente da boa-fé. Ora, sabemos que os humanos sempre usaram a linguagem para boas intenções, mas do lado mau sempre a usaram para a maledicência e a calúnia, as duas conhecidas filhas da inveja com o ódio".

Bologna coloca sobre a mesa outro ingrediente sinistro sobre o debate cada vez mais polarizado no país: o uso de cloroquina contra o coronavírus: "Só tenho a dizer em defesa da minha infantil credulidade que venho de uma época em que ninguém jamais falsificaria algo dessa relevância, dizendo que "o FDA admite que a hidroxicloroquina mata o coronavírus e cura o doente". E completa: "Aprendi o óbvio: hoje, tudo pode ser *fake*. Talvez até o *fake* seja *fake*".

A propagação de mentiras chegou a tal nível no Brasil que o Supremo Tribunal Federal deflagrou uma investigação para apurar as operações de um grupo, conhecido como "Gabinete do Ódio", que funcionaria dentro do Palácio do Planalto, agindo criminosamente para difundir inverdades e arruinar reputações de políticos, empresários, jornalistas e quaisquer outros desafetos ideológicos. As investigações, que levaram ao cumprimento de ordens de busca e apreensão nas casas dos envolvidos, todos apoiadores do presidente da República, revelam que um grupo de empresários e até o Banco do Brasil patrocinavam sites apontados como irradiadores das *fake news*. A investigação logo gerou mais um atrito na frágil relação entre os poderes Executivo e Judiciário.

Por que o vírus da maldade contamina tanta gente?

Para o autor de O *nome da rosa*, O *cemitério de Praga*, *Número zero*, entre outros, a resposta é simples. Segundo Umberto Eco, agora qualquer idiota é reverenciado, mesmo que desafie todo o conhecimento acumulado pela ciência e coloque a cabeça do mundo dentro de um buraco:

"As mídias sociais deram direito à fala a legiões de imbecis que anteriormente só falavam no bar depois de uma taça de vinho, sem causar dano à coletividade. Diziam imediatamente a eles para calar a boca, enquanto agora eles têm o mesmo direito à fala de um ganhador do Prêmio Nobel. O drama da internet é que ela promoveu o idiota da aldeia a portador da verdade".

CAPÍTULO 5
Viver e não ter a vergonha de ser feliz...

As pessoas que são boas em arranjar desculpas raramente são boas em qualquer outra coisa.

Benjamin Franklin

Um número qualquer seguido de mais seis zeros revela o tamanho do público que, no Brasil, durante a pandemia, assistiu em casa aos shows ao vivo transmitidos das salas, varandas e garagens de cantores e duplas sertanejas famosas. Levantamento da revista *Exame* mostra que a busca por conteúdo ao vivo, entre março e abril, quando o isolamento social atingiu o pico, aumentou astronomicamente no Brasil: 4.900% em relação ao mesmo período do ano passado. No YouTube foram 3,5 bilhões de minutos por dia.

Só a *live* da dupla Zé Neto e Cristiano foi vista por 1,9 milhão de pessoas. Gusttavo Lima fez show para 2,7 milhões de fãs. Andrea Bocelli levou para a frente da TV um público de 2,8 milhões de telespectadores. A dupla Jorge e Mateus conseguiu, da garagem de casa, cantar para 3,1 milhões de pessoas, e Marília Mendonça arrebentou a boca do balão. Da sala de seu apartamento, de chinelo, embalou a quarentena de 3,3 milhões de pessoas. E quando o peito da cantora se estufou para explodir com "Deixa! Deixa mesmo de ser importante...", aí o Brasil cantou numa só voz e prédios e casas balançaram. Em meio a tamanha festa, varando a madrugada, impossível esquecer de Tim Maia: "Eu vou chamar o síndico!".

Entre "tapas e beijos", copos e guardanapos espalhados pela sala de jantar, no fim da festa ficou a vontade de entender. Que magia é essa que nos invade com o poder de acariciar a alma e de nos arrancar do chão? De um dos filósofos mais pessimistas do século XIX brota a concepção sensível para explicar como o coração acolhe a música. Schopenhauer dizia que as artes plásticas e a poesia necessitavam da ideia para se configurarem, mas a música "tinha um significado muito sério e profundo com a essência mais íntima do mundo e de nós mesmos". No isolamento, a música foi a fonte de onde muitos extraíram paz e esperança.

"No dia em que a Terra parou", como bem previu Raul, começamos a escalar uma montanha íngreme – o nosso interior – e uma revisão inevitável passou pela cabeça de cada um: "Devia ter amado mais, ter chorado mais, ter visto o sol nascer, devia ter arriscado mais e até errado mais, ter feito o que eu queria fazer...". Aos ouvidos, como vaticínio, soou tudo aquilo que Elis compartilhava em "Roupa velha colorida":

> *Você não sente nem vê*
> *Mas eu não posso deixar de dizer, meu amigo*
> *Que uma nova mudança em breve vai acontecer*
> *E o que há algum tempo era jovem novo*
> *Hoje é antigo, e precisamos todos rejuvenescer*

Imperativamente o mundo anunciava que "Era preciso saber viver". Papo reto:

> *"Se o bem e o mal existem, você pode escolher, é preciso saber viver".*

O vazio dos dias e o tique-taque da angústia encontraram em Monte Castelo o que Legião Urbana garimpou em Coríntios como conforto para a dor:

> *Ainda que eu falasse a língua dos homens*
> *E falasse a língua dos anjos, sem amor eu nada seria...*
> *É só o amor, é só o amor*
> *Que conhece o que é verdade*
> *O amor é bom, não quer o mal*
> *Não sente inveja ou se envaidece*

O vírus da incerteza

Toc-toc. Na porta de casa batia a esperança. "Tempos modernos"? Era Lulu espiando o futuro:

> *Eu vejo a vida melhor no futuro*
> *Eu vejo isso por cima de um muro*
> *De hipocrisia que insiste em nos rodear*
>
> *Eu vejo a vida mais clara e farta*
> *Repleta de toda satisfação*
> *Que se tem direito do firmamento ao chão*
>
> *Eu quero crer no amor numa boa*
> *Que isso valha pra qualquer pessoa*
> *Que realizar a força que tem uma paixão*

Nos fones de ouvido e com olhos na TV, porém, a apavorante visão do inferno reconstituída com Titãs, na repulsiva balada da UTI, "O pulso":

> *O pulso ainda pulsa*
> *O pulso ainda pulsa*
> *Peste bubônica, câncer, pneumonia*
> *Raiva, rubéola, tuberculose, anemia*
> *Rancor, cisticercose, caxumba, difteria*
> *Encefalite, faringite, gripe, leucemia*
> *O pulso ainda pulsa*

Em cada oração, pela vida, a fé redobrada, em "Romaria":

> *Sou caipira, Pirapora*
> *Nossa Senhora de Aparecida*
> *Ilumina a mina escura e funda*
> *O trem da minha vida*

A única certeza, portanto, que era preciso tocar em frente:

> *Ando devagar porque já tive pressa*
> *E levo esse sorriso*
> *Porque já chorei demais*

> *Hoje me sinto mais forte*
> *Mais feliz, quem sabe*
> *Só levo a certeza*
> *De que muito pouco sei*
> *Ou nada sei*

E para quem sempre tentou e tentou, não dava mais para recuar:

> *Queira!*
> *Basta ser sincero*
> *E desejar profundo*
> *Você será capaz*
> *De sacudir o mundo*
> *Vai!*
> *Tente outra vez!*
>
> *Tente! (Tente!)*
> *E não diga*
> *Que a vitória está perdida*
> *Se é de batalhas*
> *Que se vive a vida*
> *Tente outra vez!*

E como bem cantou Jota Quest, na solidão, o "melhor lugar do mundo é dentro de um abraço".

Na TV e nas redes sociais, uma guerra polarizada entre amigos e inimigos do vírus e o sonho de Chico disseminado como um desejo:

> *Apesar de você*
> *Amanhã há de ser*
> *Outro dia*
> *Inda pago pra ver*
> *O jardim florescer*
> *Qual você não queria*
> *Você vai se amargar*
> *Vendo o dia raiar*
> *Sem lhe pedir licença*

O vírus da incerteza

> *E eu vou morrer de rir*
> *Que esse dia há de vir*
> *Antes do que você pensa*

Quando o isolamento se instalou, o sonho de estar junto à natureza, morando com a paz, casado com a felicidade, floresceu como numa pintura bucólica:

> *Eu tenho andado tão sozinho ultimamente*
> *Que nem vejo à minha frente*
> *Nada que me dê prazer*
> *Sinto cada vez mais longe a felicidade*
> *Vendo em minha mocidade*
> *Tanto sonho perecer*
>
> *Eu queria ter na vida simplesmente*
> *Um lugar de mato verde*
> *Pra plantar e pra colher*
> *Ter uma casinha branca de varanda*
> *Um quintal e uma janela*
> *Para ver o sol nascer*

Com os dedos em carne viva escalamos o penhasco, vencendo a insegurança, e da beira do abismo enxergamos "dias melhores", "além do horizonte":

> *Vivemos esperando*
> *Dias melhores*
> *Dias de paz, dias a mais*
> *Dias que não deixaremos*
> *Para trás*
>
> *Vivemos esperando*
> *O dia em que*
> *Seremos melhores*
> *Melhores no amor...*
>
> *Melhores na dor*
> *Melhores em tudo...*

Melhores em tudo...

Ou será...

Será que é só imaginação?

Nessa busca pelo sentido da existência, impulsionada pelo espírito renovador da música, mais do que percorrer os intrincados labirintos até a felicidade, o melhor é desligar a TV, abrir a janela de casa, contemplar os pássaros na copa das árvores e, na voz de Caetano, assistir à maior *live* de todos tempos – a vida –, pois é preciso acreditar que:

Amanhã será um lindo dia
Da mais louca alegria
Que se possa imaginar

Amanhã, redobrada a força
Pra cima que não cessa
Há de vingar

Amanhã, mais nenhum mistério
Acima do ilusório
O astro rei vai brilhar

CAPÍTULO 6
A festa dos escorpiões

Se você pensa que educação custa caro, tente a ignorância.

Derek Bok

O reino dos escorpiões amanheceu em festa. O partido "Veneno para Todos", resultado de uma coligação com outros 20 partidos menores – a maioria com um ou dois representantes –, acaba de ganhar a eleição. Pelas redes sociais, o novo líder fala a todos e reforça o compromisso, reiteradamente propagado durante a campanha, de uma nova política, sem esquemas, com a farta distribuição de veneno para aniquilar os opositores corruptos e, a despeito da própria natureza da espécie, sem traição.

A "escorpianada" vai à loucura, pois uma nova administração pública, transparente e conservadora, finalmente mudará os rumos daquela colônia, culturalmente castigada pela roubalheira. Na memória de todos, ainda bem gravada, a história sem retoque de um passado marcadamente corrupto, quando no Palácio, onde vivia a elite dirigente, tudo parecia às mil maravilhas. "Barata", o nome da moeda circulante entre eles e tão perseguida, podia faltar no bolso do povo. Mas no Palácio havia de sobra e rolava de mão em mão em forma das mais diversas vantagens – em espécie mesmo, troca de favores, emprego, contratos, licitações fraudulentas, compra de cargos e apoio, verba publicitária.

Nas redes de esgoto, onde viviam os articuladores das sombrias transações, os esquemas só aumentavam. Era lá, longe do olhar do povo, que a barata circulava. Apesar de possuírem vários olhos – dois superiores e outros cinco espalhados pelas laterais do dorso –, os escorpiões são tácteis. Os pelos funcionam como radares e captam qualquer movimento provocado pelo ar. Por isso, sensíveis a tudo e a todos, estavam sempre ligados a qualquer ameaça. Não previram, contudo, que uma nova lei levada à votação, que parecia em princípio perfeita para atacar o crime organizado (tráfico, assalto a banco, sequestro), poderia também levar os escorpiões de gravata para a jaula.

E assim, em meio ao "Toma lá, dá cá", porém, sem muito destrinchar ou prever o impacto da medida, os escorpiões aprovaram a lei nº 12.850, de 2 de agosto de 2013.

Art. 1º Esta lei define organização criminosa e dispõe sobre a investigação criminal, os meios de obtenção da prova, infrações penais correlatas e o procedimento criminal a ser aplicado.

§ 1º Considera-se organização criminosa a associação de 4 (quatro) ou mais pessoas estruturalmente ordenada e caracterizada pela divisão de tarefas, ainda que informalmente, com objetivo de obter, direta ou indiretamente, vantagem de qualquer natureza, mediante a prática de infrações penais cujas penas máximas sejam superiores a 4 (quatro) anos, ou que sejam de caráter transnacional.

A nova lei trazia em seu bojo uma bomba-relógio que iria implodir a máquina de roubar: a delação premiada.

CAPÍTULO II
DA INVESTIGAÇÃO E DOS MEIOS DE OBTENÇÃO DA PROVA

Art. 3º Em qualquer fase da persecução penal serão permitidos, sem prejuízo de outros já previstos em lei, os seguintes meios de obtenção da prova:

I - colaboração premiada;
II - captação ambiental de sinais eletromagnéticos, ópticos ou acústicos;
III - ação controlada;
IV - acesso a registros de ligações telefônicas e telemáticas, a dados cadastrais constantes de bancos de dados públicos ou privados e a informações eleitorais ou comerciais;
V - interceptação de comunicações telefônicas e telemáticas, nos termos da legislação específica;

VI - afastamento dos sigilos financeiro, bancário e fiscal, nos termos da legislação específica;
VII - infiltração, por policiais, em atividade de investigação, na forma do art. 11;
VIII - cooperação entre instituições e órgãos federais, distritais, estaduais e municipais na busca de provas e informações de interesse da investigação ou da instrução criminal.

De repente, aos poucos, um novelo de lã começou a ser desenrolado e o povo passou a conhecer o que a elite dos escorpiões fazia nas redes subterrâneas do poder.

Aos poucos o povo assistiu, num misto de euforia e incredulidade quanto ao futuro, à fila de viaturas pretas e douradas entupidas de escorpiões corruptos. No horário nobre, no Reino dos Escorpiões, as TVs apresentavam o show de horrores patrocinado pela galera peçonhenta: uma pandemia de desperdícios configurada em gastos absurdos com uma Copa do Mundo, esqueletos de viadutos, estações de trem, rodovias, imensos estádios abandonados e um rastro de roubalheira como nunca se viu antes.

No Reino dos Escorpiões, as fábricas de algemas e de grades para cadeia trabalhavam incessantemente. Havia pressa em colocar todos os envolvidos na cadeia. E eles vieram picados pelos próprios venenos. Um começou a atacar o outro e assim, entre venenos compartilhados, a verdade veio à tona e até o líder barbudo dos escorpiões acabou também preso, cena jamais imaginada em outros tempos.

Começava uma nova era no Reino dos Escorpiões?

Não necessariamente. Ainda havia muito veneno a ser destilado. Morfologicamente, o escorpião não é tão fácil de ser destruído assim, pois a sua capacidade reprodutiva é impressionante. De uma fêmea, sem a necessidade de macho para a reprodução, em gestações de dois a três meses, nascem de uma só vez até 20 filhotes, que nos primeiros meses de vida vão andar agarrados às costas da mãe até aprenderem a sobreviver.

O escorpião conta ainda com uma espécie de blindagem. Quando percebe o jato de inseticida, ele dispara uma película autoprotetiva e consegue resistir. Além disso, com quatro pares de pulmões, conta para se defender e atacar com as quelíceras, pinças potentes que usa para destroçar as suas vítimas.

A camuflagem ajuda o escorpião a sobreviver. Por isso, quando se inaugurou a nova política, em substituição a todo aquele período marcado pelo terror das falcatruas, muitos do Reino acreditaram cegamente que agora seria diferente. Não haveria esquema, só escorpião técnico para os cargos, não se mudaria nenhum ministro para favorecer parentes ou amigos do escorpião-rei. Então, movidos pelas *fake news* espalhadas pelo Gabinete do Veneno, os escorpiões-servos saíram dos ninhos. Com os filhotes nas costas, lá foram todos às ruas, extasiados com a promessa de que agora teria barata para todo mundo.

Doce veneno na boca do povo. De novo, muita coisa repetida do que sempre fora aquele país, forjado no coronelismo e na subserviência. De novo, porém, a disseminação dos fatos camuflados como verdade.

Quando uma pandemia atacou o Reino dos Escorpiões, provocada pelo ar putrefato dos entulhos e das folhas úmidas, onde todos viviam, muitos acabaram morrendo e o novo líder deles fez piada, sugerindo que no esgoto poderia estar a cura.

O Reino passou a ser varrido pela desordem, e a cada dia despertava sob uma atmosfera de instabilidade e de mentiras. Tomado por estupenda inveja, o escorpião-rei partiu para o ataque. Primeiro, sem piedade, ergueu o ferrão bem no alto e zap! Disparou contra o peito de seu ministro. Logo, ato contínuo, mirou o "télson", artículo onde ficam as duas glândulas de veneno, contra o outro ministro, um dos mais fortes de seu grupo, e injetou toda a substância letal, até à última gota. "Esse não irá atrapalhar mais os meus planos de proteger a prole", pensou o escorpião-rei.

Ao povo ficaram algumas lições: olhar bem para dentro da urna para não ser picado depois e ficar de olho. Os escorpiões se reproduzem em grande quantidade e vivem sempre camuflados.

CAPÍTULO 7
O Brasil que apodrece

*Ousar é perder o equilíbrio momentaneamente.
Não ousar é perder-se.*

Soren Kierkegaard

"O velho, promíscuo e sórdido sistema político-empresarial vigente por mais de cinco séculos fez do Brasil um país extremamente desigual e injusto." A frase que abre *O jogo sujo da corrupção*, livro de Luiz Flávio Gomes, estica um fio que arrasta do passado ao presente o peso histórico que carregamos sobre os nossos ombros: a corrupção.

O jurista Márlon Jacinto Reis, relator da Lei da Ficha Limpa e autor de vários livros sobre o assunto, vê na predominância de um sistema ainda coronelista uma das explicações para a cultura da corrupção no Brasil. Encontramos assinalada, também, em clássicos da sociologia brasileira a raiz desse caule. Em *Os donos do poder*, Raymundo Faoro se debruça sobre o recorte de nossa gênese, pela qual é possível extrair à luz do entendimento os pilares da formação desta sociedade paternalista:

"A expressão plástica da tese do feudalismo brasileiro mostra, com abundância de provas, o processo que a ditou. O senhor de latifúndios e de escravos – o senhor de engenho –, opulento e liberal nos gastos, se incorpora a uma categoria social, a aristocracia ou a nobreza, de ordem rural. O fazendeiro, sempre vinculado ao açúcar, se transmuta em nobre, por analogia com o aristocrata europeu, também ele proprietário de terras. De nobre se faz culto e instruído, exigindo o poder político, que a Independência lhe daria, em plano nacional, acima do refúgio de quatro séculos nas acanhadas municipalidades. Há um trânsito entre os estados, em estratificação ascendente: da riqueza à aristocracia e da aristocracia ao poder político".

Segundo o professor Rogério Furquim Werneck, da Pontifícia Universidade Católica do Rio de Janeiro, "da colônia à República, é com o governo que quase sempre foram feitos os melhores negócios. Não é de hoje que boa parte da elite vem sendo formada na crença de que o segredo da prosperidade é estabelecer sólidas relações com o Estado, vender para o Estado, comprar do Estado, financiar o Estado, ser financiado pelo Estado, apropriar-se de patrimônio do Estado, receber doações do Estado, transferir passivos para o Estado, repassar riscos para o Estado".

Sobre a pedra angular do patrimonialismo, que, em suma, é a caldeirada onde fervilham o público e o privado, ergue-se a monumental pirâmide da corrupção. Na esteira da prática, numa verdadeira roda viva, movimentada pelas mãos dos políticos, empresários e parte da sociedade, brotam as pragas que ao longo da história corroem sordidamente as bases do país: o coronelismo, o nepotismo, o fisiologismo, o clientelismo, o empreguismo. Uma das metáforas bem ajustadas ao painel é a frase histórica do francês Auguste de Saint-Hilaire, que viveu aqui, no século XIX: "Ou o Brasil acaba com a saúva, ou a saúva acaba com o Brasil".

Recondicionada para os tempos atuais, ficaria assim: Ou o Brasil acaba com a corrupção, ou a corrupção acaba com o Brasil.

A Operação Lava Jato, marco do combate aos assaltos perpetrados contra o Estado brasileiro, extraiu de outra operação gigantesca – a Operação Mãos Limpas –, deflagrada na Itália, na década de 1990, inspiração e subsídios técnicos para dar potência ao ciclone que varreu do poder importantes políticos, agentes públicos e empresários, até então blindados contra qualquer risco de dormir em beliche de cimento e beber café em canequinha plástica.

No Brasil, o gatilho que disparou a Lava Jato foi a investigação de um posto de combustíveis em Brasília, que movimentava um volume elevado de dinheiro. Com a prisão, mais tarde, do doleiro Alberto Youssef, a estrutura criminosa começou a ruir e outros personagens subiram ao palco. Na Itália, o estopim da Operação Mãos Limpas foi a prisão do empresário Mario Chiesa, em Milão. "Nem os cidadãos imaginavam que a corrupção tivesse alcançado tal dimensão e, sobretudo, que participantes de partidos com ideologias opostas estivessem dividindo as propinas. Eles ficaram surpresos quando Bettino Craxi falou, na Câmara dos Deputados, em 29 de abril de 1993, de um sistema ilícito de financiamento político no qual todos estavam envolvidos, sem que nenhum dos deputados presentes (entre os quais, certamente, havia alguns honestos, mas que desconheciam o que acontecia dentro de seus partidos) se levantasse para expressar surpresa ou desdém ao ser associado ao roubo generalizado."

Cabe ressaltar, para efeito de comparação, que Itália e Brasil, embora com semelhanças nas operações de combate à corrupção, guardam em suas particularidades incomensuráveis diferenças culturais, econômicas, sociais e de localização. Porém, ainda que abismais os meios para igualar os dois países, prepondera um amálgama: o comportamento dos políticos. Segundo o procurador de Justiça Rodrigo Chemim, em Mãos Limpas e Lava Jato, tanto lá quanto aqui, eles sempre acharam que não seriam pegos: "A certeza da impunidade lhes permitia gozar de uma perene sensação de proteção plena, de inalcançabilidade pelas agências estatais de controle da criminalidade, ao menos antes das duas grandes investigações serem levadas adiante".

Desde 2014, quando foi deflagrada, a Lava Jato produziu uma enxurrada de números: 119 denúncias apresentadas, 116 ações penais, 165 condenados em primeira e segunda instâncias, 49 acordos de delação premiada, 14 acordos de leniência. Setenta operações levaram para a cadeia 293 pessoas, conduzidas por prisões temporárias e preventivas. De um total previsto de R$ 14,3 bilhões, foram recuperados R$ 4 bilhões.

É um mosaico de números e gráficos que dimensiona o resultado da ação da justiça contra os corruptos, mas que enseja a comparação para revelar o tamanho do prejuízo que o país contabiliza quando um presidente da República, um ministro, um governador, um prefeito e um vereador transformam os cofres públicos em caixas eletrônicos particulares.

Cálculos da Federação das Indústrias do Estado de São Paulo (Fiesp) mostram que a corrupção arranca do Brasil todos os anos cerca de R$ 130 bilhões, o equivalente a 2% do Produto Interno Bruto – em 2019, na ordem de R$ 7,3 trilhões. Entre 2007 e 2017, a corrupção tirou dos bolsos dos brasileiros uma montanha de dinheiro: R$ 720 bilhões.

Sorrateira e engenhosa, a corrupção é como uma torneira aberta: a conta-gotas vai enchendo a carteira dos ladrões. Estimativas indicam que de cada R$ 100,00 roubados, R$ 1,00 é descoberto. Quando se trata de trazer esse dinheiro roubado de volta, aí é pior: de cada R$ 100,00 desviados, R$ 0,07 são recuperados. Ressalta-se que boa parte desse dinheiro foi recuperada por causa de delações premiadas que apontaram o caminho das pedras. Não contássemos com um instituto legal como aquele, seria ainda mais pífia a recuperação do montante desviado, muitas vezes triturado em festas, jantares, obras de arte, viagens internacionais, resorts, em vida de reis.

Outra comparação pertinente que coloca Brasil e Itália na mesma régua sobre corrupção: o loteamento do Estado entre os parceiros partidários. De acordo com Chemim, na Itália, até mesmo as televisões estatais foram loteadas. A Rai 1, a mais importante, era controlada pelos democratas-cristãos; a Rai 2, pelos socialistas; e a Rai 3, pelos comunistas. Dessa forma, "cada canal tinha a programação ajustada aos interesses do partido controlador", que possuía a chave para desviar verbas como bem quisesse. Com o Brasil, não é preciso explicar, grandes estatais, como a Petrobras, viraram as "garotas de programa" mais disputadas da noite.

Na Itália e no Brasil é comum a prática de ajuste dos valores das obras. Começam num preço e terminam, quando são concluídas, num custo quatro vezes maior. Os italianos gastaram o triplo na reforma do Estádio San Siro, na Copa do Mundo de 1990. O Brasil seguiu o mesmo rumo e, no governo petista, queimou muita grana erguendo verdadeiros elefantes brancos em Brasília, Cuiabá, Natal e Manaus, que hoje, em plena pandemia da covid-19, não têm nem coveiro em número suficiente para enterrar seus mortos.

A cada escândalo, o "desconfiômetro" dos eleitores é calibrado. Pesquisa da Transparência Internacional – o Barômetro Global da Corrupção – revelou que 81% dos brasileiros consideram os partidos políticos altamente corruptos. Josmar Verillo, economista, empresário e conselheiro de grandes empresas, diz que "partidos políticos e alguns empresários inescrupulosos se uniram para assaltar o país e que, portanto, são cúmplices". E conclui: "Somos reféns desse grupo".

Para ele, quando se trata de combate à corrupção, o Brasil precisa endurecer mais o jogo, sustentando, entre outras coisas, o fim do foro privilegiado e a manutenção da prisão em segunda instância. "Sergio Moro foi o primeiro a enfrentar tudo isso. Mas Bolsonaro está abandonando essa bandeira, o que é muito ruim para o Brasil."

No debate acalorado sobre corrupção, é mister que se flexione também a análise sobre as alianças, pois não existe corrupção sem corruptor. E quem corrompe? A Lava Jato escancarou os CNPJs associados ao Estado para assaltar a nação. Luiz Flávio Gomes lembra que "o sistema político-empresarial corrupto que opera grande parte da atividade econômica brasileira é, assim, clepto-plutocrata". E acrescenta:

"Na base da formação histórica do Brasil opera esse sistema político-empresarial corrupto, que explora severamente a sociedade por meio de uma organização criminosa, une os barões-ladrões do governo (cleptocratas) aos barões-ladrões das empresas e das finanças (plutodelinquentes), gerando as mais negativas e dolorosas consequências, até chegar à decomposição plena da economia, da política e da sociedade".

O tamanho do Estado brasileiro, burocrático e corrupto, também é um peso monstro que transforma o servidor público em empregado de partido. Em 2020, só o governo federal tem 90 mil cargos de confiança. Nos Estados Unidos são 9.501, e na Grã-Bretanha esse contingente não passa de 300 funcionários.

O economista Josmar Verillo aborda, como exemplo da lerdeza do Estado, uma pesquisa realizada nos Estados Unidos. Um estudo queria avaliar a capacidade de resposta estatal para os investimentos em comparação com a iniciativa privada. Chegou-se à conclusão de que 1 dólar aplicado na iniciativa privada retornava para a sociedade, após um ano, 1,05 dólar. O mesmo 1 dólar, porém, destinado ao Estado revertia ao povo, um ano depois, 0,95 dólar.

Pior que a contabilidade dos assaltos praticados contra o Estado é a anemia do povo, quando aceita a corrupção como uma tatuagem gravada em nossa cultura e com perspectiva irreversível. Contra essa cultura do conformismo e da impotência é preciso um antídoto que vale para todos, eleitores e políticos, e capaz de reescrever o futuro: "Fazer o certo, do jeito certo, na hora certa. Porque é o certo".

CAPÍTULO 8
Assalto nas Câmaras e Prefeituras

A quem não basta pouco, nada basta.

Epicuro

Em geral, políticos adoram metáforas, quase sempre relacionadas a futebol e casamentos, para encurtarem o caminho ao eleitor, porque sabem que este, desprovido da exata compreensão da realidade, absorve apenas a mensagem principal e apaga da memória o resto dos fatos. O Brasil, infelizmente, quando vota, carrega o título numa mão e uma borracha na outra. Pois, então, se vale a mediocridade do discurso, é bom lembrar, mesmo de forma tosca, que em 2005 a nação percebeu que "dormia com o inimigo".

Na capa da revista *Veja* de 18 de maio daquele ano, a reportagem principal era sobre o ator Raul Cortez e a sua luta contra o câncer. Em destaque, acima da página, a bomba que detonaria o PT: "Exclusivo. O vídeo da corrupção em Brasília: a incrível sequência do dinheiro saindo das mãos do corruptor para o bolso do corrupto. Mais: diálogos inesquecíveis". A matéria mostra um flagrante gravado em vídeo e com áudio do chefe dos Correios, Maurício Marinho, recebendo R$ 3 mil de empresários interessados em fornecer serviço à estatal.

A denúncia seria como outra qualquer. O que pesou, porém, e estourou a caixa-preta do esquema, foi o comentário de Marinho de que a propina era para o deputado Roberto Jefferson, do PTB-RJ, partido da base aliada do PT no Congresso Nacional. Mais tarde, em entrevista à *Folha*, Jefferson abriu o jogo, revelando a compra de votos pelo governo petista, ao que ele mesmo chamou de "Mensalão".

Do estupendo escândalo emergiram das trevas figuras até então invisíveis, como o publicitário Marcos Valério, e ganharam holofotes sobre as suas biografias protagonistas com coragem de pôr o dedo na cara dos corruptos. É o caso do ministro Joaquim Barbosa, mineiro de Paracatu, que coordenou toda a fase de instrução do processo e dominou, de cabo a rabo, as 50 mil páginas de depoimentos, laudos e perícias, conjunto probatório da mais alta referência jurídica. No Coliseu da Justiça, um leão que começou a botar as hienas para correr.

Um dos autores deste livro, Jorge Sanchez, lembra que, em certa ocasião, durante um evento jurídico em Brasília, teve a oportunidade de compartilhar valioso tempo na companhia do ministro Joaquim Barbosa. Recorda-se de um ponto da conversa entre ambos, quando Joaquim Barbosa perguntou sobre o que aflige o povo:

"A impunidade, senhor ministro. É isso que aflige o povo", respondeu Sanchez.

A resposta que o povo esperava não tardou. As investigações dividiram o esquema em três núcleos: publicitário, comandado por Marcos Valério; financeiro, sob a coordenação da então presidente do Banco Rural, Kátia Rabelo; e o político, chefiado por José Dirceu, homem de confiança do presidente Lula. No final, dos 37 denunciados, 24 acabaram condenados.

Com o Mensalão, em Brasília, o PT entregou um "Frankenstein" ao Brasil. Mais tarde, pós-graduados na malandragem de desviar dinheiro público em troca de apoio político, vereadores e prefeitos de várias cidades do estado de São Paulo, inspirados no Mensalão, implantaram em seus municípios o "Mensalinho". A receita de como "levar um por fora", histórica no lendário mundo político nacional, ganhou novos ingredientes, aperfeiçoamento e objetividade. Era só o prefeito pagar para os vereadores aprovarem tudo. Dinheiro, mercadoria, emprego e favores viraram as moedas desse balcão de negócios em câmaras e prefeituras.

No estado de São Paulo, nas cidades às margens das principais rodovias, apareceram escândalos envolvendo agentes públicos, investigados por prática de corrupção passiva, ativa, peculato e fraudes em licitações.

Igarapava é uma cidade paulista, na divisa com Minas Gerais, com cerca de 35 mil habitantes, onde a temperatura política está sempre pelas tampas e tem sempre alguém com o dedo coçando o gatilho. Foi lá, em 1998, por desavenças políticas, que o ex-vice-prefeito Sérgio Augusto Freitas mandou matar o ex-prefeito Gilberto Soares dos Santos, o "Giriri". Mesmo assim, tempos depois, "Sergião" reapareceu ao lado do irmão, Carlos Augusto Freitas, eleito prefeito, para comandar um esquema envolvendo empresários locais que, entre 2013 e 2016, desviou R$ 26,4 milhões da já cambaleante prefeitura de Igarapava.

Investigações do Ministério Público revelaram que, para sustentar favores entre amigos, a dupla permitia que algumas pessoas ligadas a amigos, empresários e políticos comprassem mercadorias num supermercado da cidade – arroz, cerveja e carne – e colocassem as despesas na conta da prefeitura. Havia também o *voucher* combustível", autorização informal para que motoristas de Igarapava abastecessem os seus carros num posto de gasolina. Era tudo na faixa. Bastava encher o tanque e colocar na conta da prefeitura. Por fraudes em licitações e outros crimes, "os maninhos" pegaram mais de 30 anos de prisão.

Outra cidade paulista, por coincidência próxima de Igarapava, que viveu um clima de "Velho Oeste" em razão de seus gestores, muito rápidos na hora de sacar e atirar contra os cadeados do cofre da prefeitura, foi Miguelópolis. O ex-prefeito Juliano Mendonça Jorge e o ex-vice-prefeito Tarcio Rodrigues Barbosa foram condenados a 19 anos e 10 anos de prisão, respectivamente, por envolvimento em esquema semelhante ao de Igarapava, que abria as portas de supermercados da cidade para os amigos fazerem a festa.

As investigações do Grupo de Atuação Especial de Repressão ao Crime Organizado de São Paulo (Gaeco), durante a operação "Cartas em Branco", mostraram que sete ex-vereadores, parceiros no esquema, poderiam gastar entre R$ 400,00 e R$ 800,00 por mês em dois supermercados locais. Com as fraudes, a Justiça calcula que os réus desviaram cerca de R$ 6 milhões do município, historicamente dominado por uma elite coronelista.

Outro ex-prefeito de Miguelópolis, Cristiano Moura Campos, era campeão de apresentar notas fiscais das despesas quando viajava a serviço da prefeitura. Até aí, normal, não fosse um detalhe descoberto pelo MP: onde ele comia, o que comia e onde abastecia o carro.

As notas fiscais, atestando despesas com refeições e combustível, eram, na verdade, fornecidas por boates famosas de Ribeirão Preto. Quais os pratos consumidos pelo gestor municipal e a questão do combustível nunca ficaram claros. Mas a origem das notas foi comprovada pelas investigações do Ministério Público na época. Mais tarde, por outras implicações, Cristiano acabou preso e a "boate azul" ficou no "clarão da aurora".

A cidade famosa pela produção de laranja viu alguns de seus homens públicos virarem bagaço quando foi revelado um esquema envolvendo desvio do dinheiro da merenda escolar. Investigações da Polícia Civil e do Gaeco desmontaram um esquema distribuído por 22 cidades paulistas, envolvendo diretores e vendedores da Cooperativa Orgânica Agrícola Familiar (Coaf), funcionários públicos, políticos e empresários.

A "Máfia da Merenda" operava com a triangulação de prefeituras, empresas fornecedoras de alimentos e a Coaf. Uma lei federal obrigava a compra de merenda escolar dos pequenos produtores agrícolas, com fins sociais, dispensando licitações. A cooperativa fraudava tudo. Na verdade, ela comprava de atacadistas, desembolsando bem mais, e em troca de propina para funcionários públicos, entre 5% e 25% do valor da mercadoria, fornecia os produtos às prefeituras. Além de superfaturados, os alimentos que chegavam à mesa das crianças nem sempre eram aqueles listados pela cooperativa, ou seja, os municípios gastavam mais e os alunos recebiam comida com qualidade inferior.

Na época, entre os investigados estava até o ex-presidente da Assembleia Legislativa de São Paulo (Alesp) Leonel Júlio, cassado em 1976 por usar dinheiro público em viagens e compra de canetas, chaveiros e calcinhas.

No final de 2019, um frigorífico de Brodósqui, também na região de Ribeirão Preto, surgiu como o filé de um negócio criminoso e como a ponta do iceberg de outro esquema envolvendo desvio de dinheiro da merenda escolar. A Polícia Federal descobriu fraudes em licitações em 27 cidades paulistas favorecendo o frigorífico de Brodósqui no fornecimento de carne às escolas. Como sempre, preços superfaturados, pagamento de propina a políticos e o alimento sendo retirado da boca das crianças. A Justiça chegou a bloquear R$ 2 bilhões movidos pela máfia. Com esse dinheiro todo, não é difícil imaginar a qualidade e a fartura de alimentos que as crianças da periferia poderiam receber...

Abrir a gaveta do tempo para retirar as histórias de corrupção já amareladas é um exercício de cidadania. Em tempos de pandemia, quando falta o básico, como máscaras e respiradores, é imprescindível a reflexão sobre por que chegamos a esse ponto. O Brasil, um dos países mais corruptos do mundo, onde o presidente da República tenta controlar as ações da Polícia Federal em nome de interesses familiares e afronta a todo instante a mais alta Corte, é impossível tirar o dedo do botão do pânico.

Estamos longe do relaxamento na vigilância dos políticos.

Em 2003, a Amarribo (Amigos Associados de Ribeirão Bonito) foi além do diagnóstico. Com o manual *O combate à corrupção nas prefeituras do Brasil*, ofereceu ao país a profilaxia contra uma epidemia que há muito tempo agoniza a nação. Os autores mostram, por exemplo, que "a corrupção afeta seriamente a educação e a assistência aos estudantes, pois os desvios subtraem recursos destinados ao material escolar, à melhoria dos espaços da escola, à merenda adequada às crianças, à formação dos professores, entre outros. Prejudica, desse modo, não só a educação escolar, mas também o desenvolvimento intelectual e cultural de crianças e jovens e os condenam a uma vida com menores perspectivas de um futuro melhor. A corrupção é, por isso, intolerável".

No capítulo "Sinais de Irregularidades na Administração Municipal" do manual há uma lista de situações que sugerem a iminência de corrupção, como histórico comprometedor da autoridade eleita e de seus auxiliares; falta de transparência nos atos administrativos do governante, amigos e parentes de autoridades aprovados em concursos públicos; e apoio de grupos suspeitos de práticas de crime e irregularidades.

Inspirados por Joaquim Barbosa, o juiz Sergio Moro e outros combatentes, os brasileiros podem perder suor, sangue, dinheiro, falsos amigos. Mas jamais a esperança, irmã siamesa da coragem.

"Quem perde seus bens perde muito; quem perde um amigo perde mais; mas quem perde a coragem perde tudo", disse Miguel de Cervantes.

CAPÍTULO 9
Cuidar e ser feliz

*Quando as pessoas falam, ouça com atenção.
A maioria das pessoas nunca ouve.*

Ernest Hemingway

Em março e abril de 2020, os três maiores bancos do Brasil se uniram, e juntos importaram 5 milhões de testes rápidos para a covid-19, além de tomógrafos e respiradores artificiais. Uma das maiores construtoras do país destinou, como ajuda, R$ 10 milhões ao governo mineiro; 150 empresas brasileiras, lideradas por uma companhia portuguesa na área elétrica, arrecadaram R$ 24 milhões e compraram 345 respiradores.

No bairro Ipiranga e no Ribeirão Verde, periferia de Ribeirão Preto, interior paulista, onde a carência crônica naturalizou-se, centenas de pessoas, algumas até desempregadas e outras com salários reduzidos, foram de casa em casa, arrecadaram alimentos e prepararam marmitas para serem distribuídas aos mais empobrecidos pela crise. Os alimentos também foram entregues aos caminhoneiros nas rodovias da região porque, com os restaurantes fechados, esses profissionais não tinham onde comer.

Em um país varrido de norte a sul pela pobreza epidêmica, quando muitos são abandonados à própria sorte, lampejos solidários são como faíscas no coração. De repente, fazem a bondade pegar no tranco e fecham a corrente tão imprescindível neste processo de resiliência.

O Brasil do primeiro semestre de 2020 tinha cerca de 40 milhões de pessoas trabalhando como profissionais autônomos, ou seja, pessoas que sobrevivem única e exclusivamente de suas próprias forças, desvinculadas de qualquer outro suporte financeiro. Equilibram no próprio dia, quase sem camada de gordura, a balança de receita e despesa. Dentro desse universo, com agravo social, 30 milhões de brasileiros não fizeram em 2019 nenhuma poupança, pois certamente o dinheiro mal deu para alimentar a família.

Agora, porém, buscando atenuar o caos escancarado pela fome, o país se conecta em laços de altruísmo e um verbo flexiona-se sobre cerrados, serras, caatingas, praias e pampas deste gigante adormecido: cuidar.

Na medida em que o mundo ficou menor, cabível dentro de nossa sala de jantar, nunca o outro foi tão estrategicamente necessário quanto hoje. A vida deixou de ser alheia, e uma metáfora ganhou amplificação: isolados, mas juntos; e eu e eles viramos todos. Todos no mesmo barco, debaixo da mesma tempestade, em pleno risco democrático e socializado, na iminência de dividir o mesmo colete salva-vidas. Ou, quem sabe, o ar que não sopra mais dos pulmões do mundo, mas o ar mecânico de uma caixa metálica que acabou de chegar da China.

Movidos pela ordem do ditado de que "agora ninguém larga a mão de ninguém", vamos em frente tentando enxergar o que é mais aterrorizante numa pandemia como esta: o medo do invisível. Portanto, quando o inimigo não tem cara, precisamos dos olhos de todos, da cooperativa atenção dos sentidos. E, nessa hora, olhar é crucial para cuidar do próximo.

A doença dificultou a comunicação pela voz. Com máscaras, passamos a falar menos e só o essencial, porém abrimos os olhos e os ouvidos. E agora, vigilantes do todo, enxergamos o sofrimento alheio e ouvimos seus lamentos, numa consciência empática mais pura, capaz de provocar outra ordem de reflexão: o sentido da vida.

Qual é o segredo da felicidade?

Talvez seja melhor inverter a análise, partindo da criação do homem, para compreendermos as raízes da infelicidade e da busca incessante por mais felicidade.

A história da criação contada por Protágoras relata que Zeus, pai de todos os deuses, incumbe Prometeu da missão de criar as coisas. Este, por sua vez, transfere a execução do projeto ao irmão, Epimeteu. A ordem, segundo David Malouf reconstitui em *O que é felicidade*, era distribuir entre as diversas espécies um estoque de qualidades que permitiriam a vida de cada mamífero, réptil ou ave no mundo fértil e pleno e, ao mesmo tempo, criariam entre essas espécies um equilíbrio que, apesar de suas diferenças de tamanho e força, combatividade etc., e da disputa inevitável que surgiria pelos recursos, mantivesse as espécies protegidas umas das outras e todo o sistema sustentavelmente intacto.

Epimeteu começou a distribuir a cada uma das criaturas a qualidade específica de que elas precisariam para se proteger dos elementos: a pele, as penas ou o couro grosso que as manteriam secas e aquecidas; os colmilhos ou garras que protegeriam uma fera da outra; a capacidade de correr ou cavar rapidamente que lhes permitiria escapar quando estivessem ameaçadas. Ele compensa aqueles de maior tamanho com o movimento lento, faz alguns animais serem apenas herbívoros e torna escassos os predadores carnívoros e com menos crias, mas torna as suas presas férteis e abundantes para que o número delas se mantenha.

Mas Epimeteu, como seu nome diz, tem um defeito. Prometeu, em grego, sugere premeditação ou pensar à frente das coisas, enquanto Epimeteu sugere pensar depois, ou alguém distraído.

Ao distribuir as qualidades a todos os bichos buscando a harmonia, Epimeteu passou batido por um: o homem. Este não recebeu nenhum dom ou qualidade para se equilibrar com as demais espécies. Não recebeu penas, couro, cascos ou garras.

Foi aí, então, que os irmãos Prometeu e Epimeteu pensaram numa saída: o Homem teria que fazer por si próprio. Sem nenhum dom, precisaria improvisar e construir as suas condições de sobrevivência. Para tanto, deveria desenvolver dentro de si as características semelhantes às dos deuses – o poder da imaginação.

Para isso, o homem precisou observar. Dessa observação veio a comparação. Da comparação, a insatisfação, uma falta em nós que nunca é preenchida. O vazio.

Com os desejos insaciáveis, o homem se mete numa eterna busca, acreditando, portanto, que a felicidade está na conquista materializada em bens finitos e fugazes. Freud sugeria, diante do enorme dilema, a reflexão: buscamos o prazer ou sentido da vida?

Para Aristóteles, uma ambiguidade: "É difícil saber se a felicidade é uma coisa que se pode aprender, ou se adquire por hábito ou algum outro exercício, ou se, finalmente, ela nos cabe por algum favor divino ou até mesmo pelo acaso".

O filósofo Mário Sérgio Cortella responde que dar sentido à vida é "se reinventar". E, nessa pandemia, muita gente buscou e conseguiu essa reconstrução processada, talvez pela solidariedade. Assim, além da distribuição de alimentos e máscaras feitas artesanalmente num quartinho da casa, percebemos pessoas fazendo compras coletivas para poupar os idosos de sair de casa. Das sacadas de prédios, na Itália e também no Brasil, ouvimos as vozes solidárias cantando a sublime concessão de Deus: a vida!

Ao cuidar do outro, acabamos cuidando de nós mesmos, reafirmando a base da perenidade de nossa existência humana, fundada sobre três pilares: eu, os recursos naturais e o outro.

Quando a pandemia tira de muitos a esperança de voar, em *Asas da vida – A liberdade do presente*, o jornalista Ciro Porto extrai da natureza a substância para fortalecer a cada estação da vida, inverno ou verão, a pausa para o recomeço, num cíclico florescimento de esperança: "No mundo das aves, o inverno é tempo de testar a resiliência, ou seja, a capacidade de suportar adversidades durante períodos difíceis, para voltar ao normal assim que possível. Com as aves sempre podemos aprender. Em muitos períodos de nossas vidas, enfrentamos invernos diferentes. Muitas vezes, a perda de um ente querido tira a cor de nossas vidas. Em outras, ao perder um emprego, conhecemos a desesperança. Num mundo onde impera a má notícia, é comum notarmos que a nossa vida se torna seca, como a natureza num rigoroso inverno. Mas, assim como no mundo das aves, é no inverno que o sol começa a encomprirar os dias, anunciando a renovação da vida na primavera; nós podemos também perceber uma nova vida que sempre se anuncia, seja qual for o inverno que atravessamos".

Para quem sempre viveu de fora para dentro, a inversão resgatou do fundo da alma conclusões de "como eu seria feliz se eu fosse feliz", desabafo de Woody Allen, ou então o pensamento imortalizado pelo filósofo André Comte-Sponville: "O sábio não tem mais nada a desejar ou esperar. Porque ele é plenamente feliz, nada lhe falta. E porque nada lhe falta, ele é plenamente feliz".

E do que a gente mais precisa agora para ser feliz? Simples e dá todo o sentido à vida: cuidar e ser cuidado.

CAPÍTULO 10
Ética: o Brasil precisa desse olho

Experiência é simplesmente o nome que damos a nossos erros.

Oscar Wilde

Dois pulmões, fixados na cavidade torácica, num exercício contínuo de expansão e contração, fornecem ao nosso corpo o que mais necessitamos para viver. Dois olhos permitem ao homem alcançar quilômetros à frente ou contemplar o congestionamento de formigas a centímetros da ponta do nariz. Dois braços, duas pernas, dia e noite, sol e lua, amor e ódio, paz e guerra, certo e errado.

Ao plantar dois pés sobre a Terra, o homem passou a ser regido pelo binarismo e, envolto nessa armadilha maniqueísta de "sim" ou "não", pautou-se pela escolha baseada na dualidade. Até o computador que usamos agora aplica o sistema binário de 0 e 1 para processar todas as informações exigidas.

Na vida, por mais vasto que seja o cardápio de opções, resume-se em duas vias a encruzilhada das escolhas mais importantes e, não raro, quando cobrados pelo destino, uma voz interna se projeta como arrependimento: Por que fui escolher o caminho errado? Será que fiz o certo?

Agi com ética? Mas, afinal, o que é ética, essa palavra tão poderosa que o brasileiro emprega pelas redes sociais espalhando veneno, berra nos protestos, que escorrega da boca do empresário, que o político regurgita e cospe na cara do eleitor? Tão pronunciada quanto qualquer outro palavrão, anda para cima e para baixo, como osso na boca de cachorro.

Nos meses de abril e maio de 2020, o mesmo brasileiro que vestiu as cores da bandeira nacional não teve, durante a pandemia, patriotismo, compaixão ou vergonha para se aproveitar da necessidade de muitos e vender o frasco de álcool em gel por até dez vezes mais que o normal. O botijão de gás explodiu com a faísca da ganância e na mesma onda de oportunismo passou dos R$ 120,00. A médica viu num soro imunológico contra o "coronga" a poção mágica para enganar muita gente e encher a carteira. O vendedor de máscara quintuplicou os preços. E quem sempre brigou de peito aberto contra a corrupção, bradando por um país melhor, insistiu em se cadastrar no site da Caixa para receber o auxílio emergencial de R$ 600,00, mesmo reconhecendo não ter direito. Alguns mais espertinhos, porém, se deram melhor e sacaram a grana, empurrando a doméstica desempregada, mãe de três crianças, sem um tostão no bolso, para o caminho de volta para casa depois de uma madrugada infrutífera na fila em frente à Caixa. Pelo cadastro, havia incongruência nas informações e agora o "seu pedido está em processamento".

E, de novo, enrolado na bandeira onde se lê "abaixo a corrupção", o brasileiro ficou muito parecido com o personagem famoso de um samba de Bezerra da Silva – "Malandro é malandro e mané é mané".

> *Malandro é o cara*
> *Que sabe das coisas*
> *Malandro é aquele*
> *Que sabe o que quer*
> *Malandro é o cara*
> *Que tá com dinheiro*
> *E não se compara*
> *Com um Zé Mané*

O conceito de ética pode estar na cabeça, mas a prática está debaixo dos pés, amassada inescrupulosamente nas relações sociais, comerciais e nas eleições. Do grego importamos a raiz do que tanto buscamos para semear nosso futuro: ética (ethos), que significa costume. Homero, em *Ilíada*, a teria usado para designar "morada". A pesquisadora Olgária Matos descreve "ethos" como "pertencimento luminoso, a partir do qual construir e habitar são tarefas que participam do sagrado, da indivisão antiga entre os homens, a natureza e os deuses. Na mais modesta casa, o homem imita a obra de Deus 'cosmizando' o caos, santificando o seu pequeno cosmos, fazendo-o semelhante ao divino. Permanecendo em lugar determinado e determinável, a maneira de habitar é criação de valores".

Em *Ética, jornalismo e nova mídia – Uma moral provisória*, Caio Túlio Costa registra: "A ética, a ciência da conduta, trata dos conceitos que envolvem o raciocínio prático, como o bem, a ação correta, o dever, a obrigação, a virtude, a liberdade, a racionalidade, a escolha. A ética estuda a moral".

Muita gente tende a confundir as duas palavras – ética e moral –, todavia os sentidos são diferentes. A moral passou a ser percebida como um sistema de regras comuns, muito relacionada aos "costumes". "A ética se colou à aplicação das regras a cada individualidade", explica Costa.

"O sinal verde acendeu-se, enfim, bruscamente os carros arrancaram, mas logo se notou que não tinham arrancado todos por igual. O primeiro da fila do meio está parado, deve haver ali algum problema mecânico, o acelerador solto, a alavanca da caixa de velocidades que se encravou... Alguns condutores já saltaram para a rua, dispostos a empurrar o automóvel empanado." Quando as pessoas conseguem abrir a porta do carro, ouvem o motorista dizer: "Estou cego".

Logo no começo de *Ensaio sobre a cegueira*, o português José Saramago consegue prender o leitor com a história que nos faz enxergar como o ser humano age e reage em meio ao caos, quando o planeta é varrido por uma súbita pandemia de cegueira. Mais do que nos convocar ao exercício de ver o que os outros não conseguem, cegos pelas mais diversas crenças, Saramago aborda no livro a questão da ética, a deterioração dos valores mais nobres em meio ao desespero, à dor e à morte. É a realidade irretocável da faculdade humana para abrir a caixa de horrores quando ninguém está vendo nada.

Infelizmente, no Brasil de 2020, muitas vezes cego para a realidade, a ética é tratada como ponto de vista, algo parecido com o que índios e portugueses pensavam sobre o hábito de comer ou não os adversários mortos após as guerras. "Os portugueses se horrorizaram ao saber que os índios matavam as pessoas e as comiam. Os índios se horrorizaram ao saber que os portugueses matavam as pessoas e não as comiam. Tudo depende do ponto de vista", analisa Rubem Alves.

Ética, porém, é o que o é. Não o que seria melhor. O pensador belga Luc de Brabandere auxilia na compreensão das diferenças entre ética e moral para o conceito ser posto em prática:

Enquanto a ética distingue o Bom e o Mau, a moral distingue o Bem e o Mal.
Se a ética supõe julgamento, valor, a moral supõe máximas e princípios.
Se a abordagem na ética é sistêmica, na moral é analítica.
Se a ética se dirige à inteligência, a moral dirige-se à vontade.
Se a ética vem do eu, do interior de cada um, a moral vem do exterior, dos outros.
Se na ética a pessoa se responsabiliza, na moral ela interpela.
Se a ética é individual, a moral é compartilhada.

No centro dessa análise, uma palavra sustenta o debate: a verdade. Para Heidegger, "só o conhecimento seria verdadeiro".

O jurista Fábio Konder Comparato deixa ao Brasil um dos maiores livros sobre o tema: *Ética, direito, moral e religião no mundo moderno*. Nele, o autor ressalta que há duas concepções básicas de verdade: a grega e a semítica.

"Para a filosofia grega, a verdade tem um sentido essencialmente intelectual: é a correspondência intrínseca do pensamento com a realidade pensada. Foi essa a concepção que se impôs ao mundo ocidental e que está na base do saber científico moderno. Já na concepção semítica, a verdade não está ligada ao pensamento, mas à vida ética. Verdadeiro é o que inspira confiança e fidelidade. Falso, em contraste, é sinônimo de infiel. Na língua hebraica, o vocábulo 'emet' provém da raiz 'mn', que indica firmeza, constância, fidedignidade. Daí derivou a palavra 'Amém'. Na Bíblia, fala-se de um caminho verdadeiro, no sentido de uma vida reta, sem desvios; de homens verdadeiros, no sentido de homens capazes, seguros, tementes a Deus, incorruptíveis, nos quais se pode confiar."

Ética é, sempre, a limitação do poder. Do pensamento kantiano, o filósofo Mário Sérgio Cortella extraiu: "Ética é um conjunto de valores e princípios que nós usamos para decidir as três grandes questões da vida: 'Quero?', 'Devo?', 'Posso?'. Tem coisa que eu quero mas não devo, tem coisa que eu devo mas não posso e tem coisa que eu posso mas não quero".

E nesse período de pandemia, quando a Ética não está completamente imune aos ataques, a frase do filósofo Francis Bacon soa como um sinal de alerta:

"As condutas, assim como as doenças, são contagiosas".

CAPÍTULO 11
Parasita, verme, aproveitador: sevandija

A simplicidade é a sofisticação final.

Leonardo da Vinci

Substantivo masculino / feminino: pessoa que explora financeiramente; que vive à custa alheia. Pessoa vil; quem é baixo, ignóbil ou desprezível. Figurado: quem não demonstra ressentimento diante de humilhação. Verme, parasita...

Foi de supetão que o conceito "sevandija" se tornou conhecido, quando numa manhã como outra qualquer, em 1º de setembro de 2016, a cidade acordou com dezenas de agentes federais armados de fuzis na Câmara, na Prefeitura e em vários órgãos municipais. Era a Operação Sevandija nas ruas. Nuvens carregadas de denúncias começavam a levitar sobre a "Califórnia Brasileira". E o céu rosa de Ribeirão mudou para o cinza. Daquele momento em diante, o que mais se viu, sobrepondo-se aos dias rosados da ex-prefeita Darcy Vera, foi a tinta negra da datiloscopia, na delegacia da PF, untando os dedos de vereadores, empresários, advogados, servidores. Lembrava o batizado de operários do pré-sal no primeiro dia de trabalho.

Na verdade, eram novos tempos. Coronéis da política local, intocáveis por décadas, experimentavam pela primeira vez, como foi o caso dos ex-presidentes da Câmara Cícero Gomes e Walter Gomes, a exposição pública do que praticavam nas lixeiras do poder. A ratoeira armada após uma denúncia anônima começava a trepidar no Departamento de Água e Esgoto de Ribeirão Preto (Daerp), na Companhia de Desenvolvimento Econômico de Ribeirão Preto (Coderp), na Secretaria Municipal de Educação e na empresa Atmosfera. E um a um, ainda arrotando o queijo suíço saboreado no banquete da noite anterior, os ratos começaram a ser decapitados.

A elite política de Ribeirão agora marchava em fila indiana às portas da Polícia Federal. Ainda tentando dissipar mal-entendidos, um dos denunciados respondia aos repórteres enquanto era escoltado por agentes federais: "Você me conhece. Acha que eu seria capaz disso?". Mais tarde, a Justiça respondeu pelo vereador. Foi denunciado como participante do esquema.

As investigações foram divididas em quatro núcleos: Coderp, Daerp, Catracas Eletrônicas e Atmosfera. Sobre essas quatro bases, desmembradas em processos autônomos, materializaram-se as provas de que vereadores prestaram apoio político à administração municipal em troca de cargos e outras vantagens; secretários receberam propina; empresários superfaturaram preços e pagaram propina a agentes públicos. Mais de R$ 200 milhões em contratos fraudulentos entraram na mira das equipes de investigação.

O pagamento de propina na "terra roxa" era chique e tinha sabor: sabor de café gourmet. Interceptações telefônicas do Gaeco revelaram as intimidades entre os corruptos e corruptores. Quando falavam ao telefone com o empresário Marcelo Plastino, dono da Atmosfera, maquinista do trem pagador que percorria as estações do esquema distribuindo dinheiro, os representantes do povo eram espontâneos e amáveis: "Você está me ajudando pra caramba, Marcelo" ou "Vamos tomar um cafezinho?". O ex-presidente da Câmara Cícero Gomes foi flagrado num shopping da cidade recebendo das mãos do empresário Plastino uma revista que, segundo a PF, estava recheada de dinheiro.

Eu conversei, na época, com um dos investigadores. Era ele quem estava a exatamente um metro e meio de Cícero no café do shopping e registrou com o celular a cena do encontro. O agente calculou que, pelo volume da revista, havia ali dentro entre R$ 10 mil e R$ 15 mil em notas de R$ 100,00. Perguntado por que, naquele instante, não deu voz de prisão ao vereador, que poderia sair dali algemado e direto para a jaula, ele respondeu que se agisse assim teria arruinado toda a operação e ninguém provavelmente seria preso depois. É o que se chama de "Ação Controlada", permissão legal para o agente retardar o cumprimento da lei até que as condições sejam mais favoráveis e relevantes às investigações em curso.

Mas como a Polícia Federal tinha absoluta certeza de que Plastino repassava dinheiro ao vereador Cícero? Em entrevista à EPTV, logo depois das denúncias, ainda em meio ao calor das revelações, Cícero negou. Disse que dentro da revista havia documentos relacionados à campanha eleitoral. Em resumo, material altamente sigiloso. Daí, talvez, a razão para justificar um encontro ao estilo do *Espião que me amava*, clichês de filmes de James Bond.

A certeza da PF de que na revista havia dinheiro de propina se baseava num minucioso rastreamento, em parte resultado de interceptações autorizadas pela Justiça. Os investigadores da PF e do Gaeco seguiram, passo a passo, o fluxo do dinheiro: da saída da prefeitura até a conta do empresário. E a cena é assim reconstituída:

No caixa eletrônico (e depois a quebra de sigilo bancário confirmaria), os investigadores registram Plastino sacando dinheiro. Eles acompanham todo o deslocamento dele e chegam, na cola do empresário, ao encontro com Cícero, no café do shopping. Tudo em plano sequência. Por fim, esse contexto se ajusta como pneu a roda àquela conversa interceptada de "vamos tomar um cafezinho?".

Na manhã em que estourou a operação, os agentes federais saíram às ruas para cumprir os mandados de prisão e de busca e apreensão. Quando chegaram à casa de Marco Antônio dos Santos, homem forte na administração da ex-prefeita Darcy Vera, demoraram um pouco para entrar. Foi aí, então, que, por cima do muro, um dos policiais flagrou Marco Antônio correndo pelo quintal para tentar esconder, na casa de máquinas, embaixo da piscina, um "bolo de dinheiro".

Como repórter da EPTV, emissora que sempre saiu na frente na revelação dos fatos, o coautor deste livro, João Carlos Borda, acompanhou todo o desdobramento da operação, desde as primeiras prisões até as audiências de instrução. Viu de perto a fazenda da advogada Maria Zuely Librandi em Cajuru, suntuosidade comparada aos ranchos do Texas. Tudo comprado com o dinheiro do esquema; neste caso, dos honorários advocatícios pelo pagamento de correções salariais aos servidores resultante de perdas com planos econômicos. Só o caseiro, contaram funcionários da fazenda, ganhava mais de R$ 12 mil por mês.

Borda assistiu a depoimentos surreais. O ex-presidente do sindicato dos servidores municipais Wagner Rodrigues, que topou fazer delação premiada e entregou meio mundo, não soube, porém, explicar ao juiz de onde havia saído todo o dinheiro que usou para fazer uma festa de casamento em Fortaleza. Algo parecido com cenas do filme *Mama Mia*. Outros depoentes, acometidos pelo vírus da amnésia, também deixaram muitas dúvidas no ar.

O coautor se lembra da ex-prefeita, tão diferente da Darcy de antes, entrar na sala, exaltar os seus feitos políticos, apontar um canhão contra jornalistas e dizer: "Sou jornalista por formação, Excelência, porque amo a profissão. Mas não jornalista que prejulga, que ataca, que mente". Alguns meses depois ela estava condenada a quase 19 anos de prisão, cumprindo a pena na Penitenciária Feminina de Tremembé.

A corrupção instalada em Ribeirão Preto custou caro para a cidade. Pelas ruas, crateras, cavaletes, lixo, cenário pós-apocalíptico. O calçadão, principal obra da administração, que durante meses mais parecia uma área atacada por mísseis sírios, virou um tapete persa falsificado, cheio de remendos e de péssimo gosto.

Mas foi na saúde que o povo viu e sentiu quanto custa a corrupção em uma cidade. Falta de médicos. Filas. Unidades de saúde inacabadas, equipamentos quebrados, ambulâncias sucateadas.

É o cenário cruel da socialização do caos quando a corrupção vira epidemia. Uma das conversas interceptadas pelo Gaeco, com autorização judicial, revela a ilimitada ganância de quem possuía a chave do cofre e não estava nem aí para as emergências do povo:

"Darcy fala para Marco Antônio que o pagamento de ontem (para a coleta de lixo) não foi de apenas R$ 1 milhão, mas de R$ 1,2 milhão, que continuam faltando R$ 646 mil, que a gente vai correr o risco de deixar de pagar o Santa Lydia (hospital) e fechamos a folha de pagamento", consta da transcrição.

A prefeita também diz ao ex-secretário que "a menina consegue segurar a folha de pagamento do Hospital Santa Lydia até o dia 4" e que ainda precisa de cerca de R$ 1 milhão. Santos sugere procurar o vereador Cícero Gomes (PMDB), para que ele consiga o valor.

Os efeitos de um assalto aos cofres públicos se projetam no tempo como ondas no mar. Não somem de vez e sempre vem a ressaca. A administração da ex-prefeita Darcy foi embora, mas a cidade ficou, só na área da Saúde, com uma dívida de R$ 50 milhões. Metade era com fornecedores, incluindo também hospitais, como a Santa Casa; a outra parte correspondia aos salários atrasados dos servidores. Faltavam, na época, nas farmácias públicas, 78 tipos de medicamentos. Nas unidades de saúde, falta de funcionários, equipamentos e móveis quebrados denunciavam que a cidade estava na UTI, infectada pela peste que mais mata no Brasil: a corrupção.

CAPÍTULO 12
A empresa em casa

Surpreenda-se todos os dias com a sua própria coragem.

Denholm Elliott

O coronavírus foi o dedo que puxou o gatilho do futuro e acelerou comportamentos. Um deles foi no modelo de trabalho. Até maio de 2020, pelo menos 12 milhões de brasileiros transformaram a sala de jantar ou outros cômodos da casa em escritório. Uma pesquisa da SAP Consultores Associados com 200 empresas brasileiras mostrou que, logo após o começo da pandemia, 36% delas passaram a adotar o *home office*. Só no estado de São Paulo estão 75,12% delas. Nos Estados Unidos, onde o índice é duas vezes superior ao do Brasil, estima-se que 5% das pessoas trabalham remotamente e mais 78% ainda poderiam ser inseridas nessa prática, o que representaria, entre outras vantagens, uma economia anual de US$ 11 mil por empregado, levando-se em conta fatores como ganho de produtividade e redução de custos imobiliários. A Organização Mundial do Trabalho calcula que 1,8 bilhão de trabalhadores poderiam exercer as atividades em casa pelo menos uma vez por semana.

Na região de Ribeirão Preto, interior paulista, muitas empresas optaram pela mudança. A diretora de Meios do escritório Sanchez e Sanchez Sociedade de Advogados, Helga Lopes Sanchez, classifica como positiva a transformação pela qual passou o grupo, que emprega mais de 400 profissionais na área de prestação de serviços jurídicos. De forma rápida e, segundo Helga, "respeitando peculiaridades", foi possível repassar 95% dos profissionais dos escritórios para o trabalho em sistema de *home office*.

Helga destaca que "a situação nos fez buscar novas formas de relacionamento também com nossos colaboradores, pois conseguimos manter essa proximidade nas reuniões quase diárias por *conferences* com nossas lideranças, e eles com suas equipes". Para a diretora do grupo, os resultados foram positivos.

O grupo Café Utam colocou em *home office* 3,5% dos funcionários, e a diretora Ana Carolina Soares de Carvalho prevê que a empresa estará mais atenta para analisar caso a caso. Ela entende que o trabalhador passou a ficar mais humanizado e engajado à empresa. "Com isso, poderemos ter novos hábitos muito em breve. É uma verdadeira mudança nos relacionamentos, que chega a ser histórica", analisa Ana Carolina, ainda resistente à ideia de perder o olho no olho no ambiente de trabalho.

A rede de supermercados Mialich, que logisticamente depende muito das tarefas presenciais, conseguiu transformar em *home office* quase 1% do quadro funcional. Eder John Mialich acha que, por enquanto, o varejo vai contar com a presença física do funcionário "por ser muito dinâmico".

Freddy Okubo é dono da importadora Okubo Mercantil Ltda. A empresa já contava com uma estrutura prévia para jornadas remotas e, com a pandemia, aumentou para 10% o número de trabalhadores em *home office*.

Com sede em Ribeirão Preto, a Rodonaves é uma gigante na área de transportes que fatura R$ 1,1 bilhão por ano e emprega mais de 4 mil funcionários. São cerca de 1 milhão de clientes espalhados pelo país. Para cortar o Brasil de ponta a ponta, a transportadora necessita, claro, de motoristas; o país, por sua vez, depende da frota para se movimentar para comprar, produzir e vender. Assim, levar para *home office* um contingente de funcionários de uma hora para a outra não é tarefa fácil. Mesmo assim, revela o supervisor de Marketing, Paulo Roberto Lataguia Junior, a companhia conseguiu transferir para *home office* 6% dos trabalhadores.

O grupo Faculdade Metropolitana reúne 600 colaboradores e conta com 32 mil alunos. O diretor Cláudio Romualdo comemora um resultado espetacular. A empresa colocou todos os funcionários em *home office*. O diretor diz que, mesmo antes da pandemia, já operava com jornadas remotas e que a transição foi tranquila. Para o diretor, "o *home office* veio quebrar os modelos de trabalho aqui no Brasil, principalmente em nossa região, marcada pela história dos barões do café, uma visão operária. Os principais benefícios para a empresa foram a mudança total de processos radicais em relação à forma de conceituar o trabalho, o valor que se dá ao colaborador e o aumento da confiança junto a ele. Foi possível também rever uma série de mecanismos de controle de todo esse trabalho, uma mudança que a tecnologia possibilitou".

Segundo Cláudio Romualdo, "o colaborador mudou muito e pouquíssimos não se adequaram ao *home office* porque não conseguiram regular o seu próprio trabalho. No Brasil falava-se muito em *home office*, mas praticava-se pouco", argumenta. Ele acrescenta que os professores têm feito trabalhos excepcionais por meio das aulas remotas. Cláudio diz que "muita coisa parou, mas a escola não para, pois o período é dinâmico", e cita, a exemplo disso, uma entrevista do filósofo Edgar Morin para o jornal francês, em que destaca o momento como impositivo à desconstrução e que precisamos nos adequar a esse novo cenário.

Na JP Farma Indústria de medicamentos e equipamentos médicos, o CEO presidente executivo, André Ali Mere, comemora o sucesso de contar com 50% dos funcionários da área administrativa em *home office*. "É possível o trabalho a distância sem perdas. Certamente a tecnologia a distância foi a grande vencedora da crise." Ali Mere acredita que nos grandes centros haverá mudanças de comportamento com menos deslocamentos físicos. "Temos que nos adaptar às situações que não controlamos; gosto do olho no olho, mas em algum momento voltará. Enquanto isso, o virtual vencerá."

"A conectividade entre todos acabou sendo imposta da pior maneira, que foi a contaminação", reflete o diretor do Auto Posto Saint Gerard Eireli e do Saint Gerard Empório Ltda., Jose Petros Papathanasiadis, que classifica como positiva a experiência de aprendermos a dar mais valor a viajar, sair. Jose Petros Papathanasiadis entende também que, por outras razões, "haverá uma humanização da Justiça".

Na gráfica São Francisco, segundo o diretor, Sander Luiz Uzuelle, a quarentena não eliminou nenhum posto de trabalho. A empresa tomou todas as precauções para garantir aos trabalhadores e clientes a segurança necessária contra a doença. Para Sander, o "trabalho da imprensa foi fundamental para bem informar a população".

O Brasil da covid-19 movimentou-se sobre duas rodas, quando os motociclistas emprestaram suas habilidades e coragem para o país não parar de vez. Foram eles, rasgando as ruas e avenidas debaixo de sol e chuva, no silêncio gelado das madrugadas, que garantiram o alimento e os remédios nos lares de milhões de brasileiros. Na ponta dessa estrada, Sandra Brandani, dona de uma rede de lojas para motociclistas e vice-presidente da Associação

Comercial e Industrial de Ribeirão Preto (Acirp), viu o setor explodir em vendas de caixas de entregas. "Em 40 dias saltamos da venda de 200 unidades para 1.100", contabiliza Sandra, esboçando com surpresa os números jamais imaginados em tempos normais.

Mesmo contra todas as medidas sanitárias, 81% dos brasileiros furaram o isolamento social, conforme levantamento do Ministério da Saúde, e saíram de casa. A maioria alegou que saiu para fazer compras. Com isso, a pandemia estremeceu paradigmas, mas não tirou da rota a 11ª rede de supermercados do Brasil em faturamento e a 6ª do estado de São Paulo. Com tempo escasso e pressionada pelas imposições de decretos estaduais e municipais, a rede Savenagno foi obrigada, da noite para o dia, a se adequar às mudanças e, em pleno voo, corrigir os rumos. O diretor-presidente, Chalim Savenagno, que comanda 9.200 funcionários em um conjunto de 47 lojas nas regiões mais ricas do estado de São Paulo, precisou redesenhar as operações, afastar pelo menos 250 empregados considerados em situação de risco e aumentar a contratação de terceirizados.

Tão logo as regras entraram em vigor, os consumidores observaram as lojas do grupo completamente adequadas às exigências. Nos acessos dos supermercados, álcool em gel disponível a todos. Às pressas, o departamento de marketing desenvolveu um protetor de acrílico para ser interposto entre clientes e funcionários do caixa para garantir a segurança de ambos: "Eu achava que todos deveriam usar máscara, mas não daria certo se o funcionário usasse e o cliente, não. Aí veio, então, a ideia de usarmos o acrílico, o que aprovei na hora", explica Chalim.

Outra medida desafiadora foi regulamentar o espaço ocupado por cliente dentro das lojas, conforme a área disponível, e controlar o acesso – apenas uma pessoa por família. Chalim admite que não foi simples: "Mudamos todo o nosso processo de trabalho". Pior, no entanto, segundo o diretor, foi barrar o cliente por causa do controle de entrada: "Gastamos milhões em mídia e aí a gente bota a mão no peito dele e diz que não pode entrar? Duro demais, né?".

Para cumprir tudo à risca, investimento pesado. Por mês, só com álcool em gel nas lojas, a despesa foi da ordem de R$ 60 mil. Além disso, nos fins de semana, entram em ação equipes especializadas para desinfetar ambientes e produtos, "tudo para cuidar da saúde de nossos clientes e de nossos funcionários", destaca Chalim.

Até quando e por onde se propagará a energia dessa onda que tirou do eixo milhões de empresas? Chalim acha difícil arriscar um palpite. Prefere, porém, olhar para as alterações provocadas no comportamento do cliente. Ele percebe que o consumidor, por causa de tudo, passou de "multicanal" para "monocanal", ou seja, na busca de mais segurança, não anda mais de supermercado em supermercado. "Ele aparece com menos frequência na loja, mas compra mais e na mesma loja. E, assim, o tíquete de consumo aumentou."

Agora, na comparação entre antes e durante a covid-19, nada foi mais significativo que a explosão do e-commerce. "Antes registrávamos, em média, 150 vendas por dia. Hoje são entre 750 e 1.000 por dia", revela o diretor, para concluir com um resultado festivo: "O que vendemos pelo e-commerce agora é o equivalente ao faturamento de uma loja. Assim, em vez de 47, temos 48 lojas. É uma indicação de como será o futuro".

Balança dos ganhos

A experiência suscitou de pronto, em todo o mundo, duas perguntas, não necessariamente nesta ordem: Qual foi o rendimento dos trabalhadores? Como foi trabalhar em casa? Muitos gestores ficaram satisfeitos com os resultados e destacaram aumento médio de 15% na produtividade, índice parecido com o constatado pela pesquisa da Universidade de Stanford, em 2018, quando verificou que quem trabalhava remotamente produzia 13% mais.

De outro lado, no do trabalhador que levou a empresa para dentro de casa verificou-se alinhamento positivo à prática, segundo apurou uma pesquisa da Consultoria Talenses e reproduzida pela revista *Exame*; 60% das pessoas disseram que trabalhavam mais felizes quando estavam em *home office*; 73% se mostraram mais produtivas; e 60% admitiram que trabalhavam mais horas em casa do que no escritório.

O que se estabeleceu como alternativa à pandemia mostra-se agora como via promissora à crise, que reduziu salários e suspendeu contratos de trabalho de 1/5 dos trabalhadores brasileiros, segundo o IBGE, e começou a piscar no painel da economia um sinal assustador: queda brutal do PIB e avalanche em vários setores de serviços.

Até o final de 2020, o setor de alimentação e alojamento deve encolher 33,7%; transporte aéreo, 27,5%; transporte terrestre, 10,6%; serviços audiovisuais, 14%. Quanto ao desemprego no país, a Confederação Nacional da Indústria trabalha com três cenários: na projeção mais pessimista, deve aumentar 13,5%; na básica, 12,5%; e na mais otimista (não tanto assim) aponta para um aumento de 12%. No mundo, cenário semelhante. A pandemia já encolheu vários gigantes, e o desemprego foi inevitável. A Disney afastou 43 mil trabalhadores;

o Cirque du Soleil, 4.679; o grupo Trump tem agora menos 1.800 empregados (dados de maio de 2020).

Em meio ao breu no horizonte da crise, relâmpagos iluminam novos caminhos precipitados pela tecnologia voltada ao suprimento das necessidades da nova ordem de produção. Bem antes da pandemia, o mundo começou a ficar menor. As reuniões virtuais, por exemplo, cresceram tanto, já no ano passado, que as empresas detentoras de suporte tecnológico na área movimentaram US$ 3 bilhões. Na Argentina foi criada com sucesso uma plataforma que oferece serviço de assistentes que marcam reuniões e organizam a agenda de trabalho a distância. Mais de 25 mil profissionais passaram a usar o serviço. O mercado de refeições foi às alturas. O iFood, que conta com quase 13 milhões de usuários em 500 cidades brasileiras, levou refeições na porta da casa de 1,2 bilhão de pessoas em todo o mundo. Outra empresa internacional, na área de fitness, espera exercitar milhões de pessoas em todo o planeta, contratar milhares de profissionais e faturar até 2026 perto de US$ 16 bilhões, sem abrir uma academia.

A reflexão que fica para o empresário da Educação Cláudio Romualdo sobre o que nos espera nasce do pensamento do educador português Antônio Nóvoa, reitor da Universidade de Lisboa, que assim resume o momento: "Temos que agir na urgência e pensar no futuro".

CAPÍTULO 13
O que não aprendemos com os índios

*Enquanto houver vontade de lutar
haverá esperança de vencer.*

Santo Agostinho

"Wedi" se incorporou rapidamente ao dialeto caipira de algumas famílias de Ribeirão Preto, no interior de São Paulo, na década de 1980. A palavra da língua akwén, do tronco macro-jê, era a que melhor se encaixava, logo nos primeiros ensaios de aproximação das pessoas da cidade com os meninos auwê, para sondar se estava tudo bem. E os meninos, de pronto, atrás de sorrisos tímidos, respondiam: "Wedi". "Tudo certo". "Na boa".

Era o prelúdio de uma experiência inédita, há mais de 20 anos, que fazia a roda da dominação cultural girar ao contrário. Em vez de o branco ir para a aldeia, o homem da aldeia vinha para a cidade para aprender. Quem desenhou e executou todo o plano de conduzir crianças para conviver com moradores de Ribeirão Preto foi Apoena, líder de 16 aldeias xavantes. O sábio cacique viu que, para sobreviver, o povo da Serra do Roncador, que se espalhava pelas margens do Rio das Mortes, no Mato Grosso, precisaria conhecer melhor o seu eventual oponente do futuro.

A "Estratégia Xavante", como o plano foi batizado, permitiu que um grupo de meninos, na faixa de 8 anos, fosse adotado por famílias da cidade.

Todos estudaram, alguns até cursaram o ensino superior, e depois, já homens formados, retornaram às aldeias, carregando na bagagem tudo o que aprenderam com e sobre o homem branco. Quase todos, como Canambré, Stetetó e Jurandir Siridwê, depois viraram líderes do seu povo e, mais tarde, na mesa de negociações com o homem branco, souberam vencer a queda de braço e impor as suas reivindicações na conquista de direitos, muitas vezes vilipendiados.

Mas o que os indígenas aprenderam com a gente, nós não aprendemos com eles, nestes tempos atuais: a inclinação ao conhecimento que pulsa na selva, a percepção antecipada dos adventos que a natureza rascunha silenciosamente, enquanto se queima, tomba e desertifica milhares de quilômetros. E ninguém será poupado pela ação ou omissão.

Ribeirão Preto é uma das cidades mais ricas do Brasil. A região, detentora da mais sofisticada tecnologia no setor sucroalcooleiro, é a maior produtora de açúcar e álcool do mundo. Como toda e qualquer outra atividade agrícola, a cana precisa de uma boa e bem distribuída quantidade de chuva, no plantio e depois na colheita, para atingir o rendimento em sacarose e, dessa forma, gerar a biomassa que, na ponta do processo, transformar-se-á em açúcar e álcool.

Quem vive na terra do agronegócio e mira apenas um mar de cana além do horizonte não tem a extensão perceptiva de como a região, em pleno interior paulista, depende do que não parece depender: da Amazônia. Que é, na verdade, a estabilidade climática e não os milhares de venenos agrícolas a avalista de qualquer empreendimento agropecuário. É a fórmula matemática que nem todas as civilizações aplicaram e, portanto, acabaram desaparecendo: menos árvore, menos chuva, menos água = fim da vida.

Cientistas comparam a Amazônia com um ar-condicionado que resfria o planeta. É de lá que se espalha a umidade, sinônimo de chuva, que irá cobrir outros pontos do país. Parte da própria chuva que a Amazônia produz vira vapor de água que, mais tarde, gera correntes aéreas que transportam chuva para as regiões mais distantes, entre as quais as que cultivam as bases do agronegócio brasileiro.

São os rios voadores. Artigo publicado pela revista *Pesquisa*, da Fapesp, mostra que a "Amazônia processa a sua própria chuva, ou pelo menos metade dela. A umidade que vem do Atlântico é capturada e processada pelas árvores da floresta, sendo posteriormente redistribuída regionalmente ou transportada até o Centro-Sul da América do Sul". E aí um dado ilustrativo convincente. Segundo o ecólogo Paulo Moutinho, do Instituto de Pesquisa

Ambiental da Amazônia (Ipam), "cada árvore bombeia por dia 500 litros de água para a atmosfera".

Com isso, "os rios aéreos são responsáveis pelo transporte diário de 20 bilhões de toneladas de água, 3 bilhões de toneladas a mais que o rio Amazonas – o de maior volume de água do mundo – despeja no Atlântico".

A preocupação de todos é que diante do desmatamento constante, muitas vezes estimulado pelo próprio chefe da nação, os rios voadores possam gradativamente desaparecer, impactando o Brasil em todos os níveis, principalmente nos setores agrícola e pecuário.

Pesquisadores calculam que um processo de desmatamento da floresta em torno de 25% da área já precipitaria o processo de desertificação. Hoje beira os 17%. O livro *Arco de fogo*, escrito pelo delegado da Polícia Federal Edson Souza e pelo jornalista João Carlos Borda, é uma radiografia sem retoques da ação criminosa de quadrilhas associadas a políticos e empresários poderosos, que mata e faz escorrer pela selva o sangue verde de uma catástrofe ambiental sem precedentes.

Na porção meridional-leste, onde fica o conhecido arco do desmatamento, a precipitação pluviométrica já vem caindo por causa dessas ações devastadoras. O livro denuncia que, só em 2012, "uma madeireira e cinco pessoas foram denunciadas à Justiça Federal pela extração e transporte ilegal de 64,5 mil metros cúbicos de madeira – mais de 20 mil toras de árvores, carga para encher 2.500 caminhões, na reserva Renascer".

Em plena pandemia da covid-19, mais um pico alarmante: o desmatamento aumentou 171% em relação ao mesmo período do ano passado. Foi o maior em abril dos últimos dez anos; 592 km^2 de floresta derrubados; 32% de toda a área desmatada concentrada no Pará. Para os povos vulneráveis, como os ianomâmis, uma ameaça a mais na medida em que os casos da doença se disseminam pela floresta e a presença do Estado diminui.

O cenário para o qual boa parte do Brasil fecha os olhos é desalentador. Segundo o pesquisador Paulo Moutinho (revista *Pesquisa Fapesp*), "no Parque Indígena do Xingu, vários estudos indicam uma combinação nefasta. A mudança climática global está associada ao fenômeno 'El Niño', que fica cada vez mais intenso e longo e traz muita seca para a região, potencializada pelo desmatamento. Pela combinação das duas coisas, algumas regiões com muita área desmatada já ficaram mais de 1 grau Celsius mais quentes. Parece pouco, mas na escala do clima é muita coisa. A diferença da floresta para a área desmatada é entre 6 °C e 8 °C, em média. O período de chuva encurtou duas semanas. Para o plantio de soja é muito relevante; 95% da agricultura do país não é irrigada e depende da chuva. Em 2016 houve grande desmatamento e uma seca forte. Os sojeiros plantaram sete vezes, um custo enorme, e a chuva simplesmente não vinha. Esse é o cenário daqui para a frente se nada fizermos".

Frente ao deserto que emerge do solo arenoso e empobrecido da Amazônia, a pandemia da covid-19 corre o risco de ser menor que o futuro apocalíptico que se descortina. Infelizmente, mesmo com tudo o que passamos até aqui, não aprendemos com os xavantes que é preciso conhecer as adversidades do homem e da natureza. Cada árvore que tomba é o chão de uma pessoa que treme. É preciso aprender a aprender. Só assim, no futuro, poderemos abrir o coração para um sentimento coletivo e compartilhável: "Wedi"!

CAPÍTULO 14
Apertem os cintos

Tenho em mim todos os sonhos do mundo.

Fernando Pessoa

Um carro com os quatro pneus carecas, desalinhado e com um dos amortecedores estourado, entra na curva acentuada a 120 km/h. O motorista tenta corrigir, sem tocar o pé no freio. Mas o carro joga de um lado para o outro, sem o menor sinal de estabilização. Esse carro era o Brasil antes da pandemia.

Agora, imagine o mesmo carro, nas mesmas condições de mecânica e na mesma velocidade, tentando vencer aquela curva em meio a uma tempestade – muita chuva, vento – e, para completar, o limpador de para-brisa pifou, tem um enorme buraco na pista e o motorista não para de berrar com os passageiros. Esse é o Brasil durante a pandemia.

O capotamento da economia, se vier como preveem os especialistas, será nas dimensões jamais vistas na história do país. O FMI calcula que o PIB brasileiro cairá 5,3% nos anos 2020 e 2021. O governo projeta uma queda de 4,7%. Nos dois cenários, uma retração recorde desde 1901, quando começou o levantamento.

A velocidade desse desastre, segundo os economistas, seguirá no ritmo da intensidade do isolamento social necessário ao controle da disseminação da doença. Com 50 dias de isolamento, a previsão é de que a economia recue 3,3%; 20 dias a mais, o encolhimento poderá passar dos 8%.

A taxa de desemprego também aumentará, pressionada pelo caos na economia. A FGV prevê que o desemprego, hoje perto de 13%, baterá nos 19% em dezembro, algo em torno de 19,6 milhões de pessoas sem trabalho.

A produção industrial poderá cair 7,4%. Apenas um setor emite sinais de vitalidade: a agropecuária, que indica potencial de crescimento perto de 3%.

Nem todos os especialistas em economia, porém, compartilham da mesma visão turva sobre o futuro. Henrique Bredda, gestor de fundo de investimento do Alaska Asset Management, busca no passado as experiências pelas quais o país passou para prospectar um horizonte menos desanimador para o Brasil.

Bredda lembra que o Brasil sempre foi atingido por crises sucessivas e passou por seis ou sete situações bem complicadas, como em 1998, 1999, 2001 e 2002. Entre 1989 e 1990, houve o confisco promovido pelo governo Collor, e em 2015 a queda do PIB foi brutal: 3,15%.

"Pandemia não chega a ser problema para a Bolsa", analisa o homem que é considerado hoje um dos maiores *players* do setor. "O complicador neste momento é a crise política", explica Bredda,

Diante disso, segundo o gestor em investimento, muda o comportamento do mercado. "Na prática, uma grande confusão. Acham que está todo mundo entrando na Bolsa. É mentira." Ele mostra que, na verdade, "os ativos estão trocando de mãos, pois os compradores só pagam pelo preço muito baixo". Bredda é taxativo: "Não tem dinheiro novo na Bolsa".

Para o gestor, o dólar está acima de um patamar aceitável: "Acima de R$ 4,00 é muito caro". Bredda acredita, por outro lado, que o tempo definirá as mudanças e o PIB brasileiro não despencará mais do que 3,5%. Ele projeta uma recuperação, se a crise política não agravar o quadro, em 2021 e 2022.

"A curva de recuperação na economia brasileira deve ser desenhada em breve, quem sabe já a partir de dezembro", estima o gestor.

Pelo visto, o que o Brasil espera, em meio ao desastre iminente, é que alguém assuma a direção deste país, faça as manutenções necessárias, pare de xingar todo mundo no trânsito e coloque a economia para andar, sem o risco constante de capotar na próxima curva por imperícia, negligência ou imprudência.

CAPÍTULO 15
Cru e cozido

Quando tudo parece dar errado
Acontecem coisas boas
Que não teriam acontecido
Se tudo tivesse dado certo

Renato Russo

"Penso que a humanidade não é muito diferente dos vermes que se multiplicam num saco de farinha e começam a se envenenar com suas próprias toxinas, muito antes que falte comida ou mesmo espaço físico." A frase é do pai da antropologia moderna, Claude Lévi-Strauss, a respeito das preocupações com o meio ambiente, e agora subsidia a reflexão de todos sobre como será o mundo amanhã, depois de todo esse pesadelo, e o papel que nos caberá na construção ou reconstrução do planeta.

Por mais contida ou apocalíptica a previsão, unânime deve ser o olhar de que, ao longo de nossa existência, muitos de nossos hábitos configuraram ações prejudiciais, sobretudo na relação com a natureza, que precisam ser revistos. O infectologista do Hospital das Clínicas da USP de Ribeirão Preto Fernando Belíssimo, pós-doutorado em Prevenção e Controle das Infecções Hospitalares junto à Universidade de Genebra, na Suíça, e à Organização Mundial da Saúde, revela uma preocupação:

"A tendência é de que tenhamos outras pandemias semelhantes a essa, se não tomarmos providências para interromper a caça, a procriação e o consumo de animais silvestres, pois os animais silvestres são reservatórios amplos de uma variedade enorme de vírus, com potencial de transmissão para a espécie humana. Então, o que aconteceu com esse novo coronavírus é perfeitamente possível de acontecer com inúmeros outros vírus, se o consumo de animais silvestres não for banido de uma vez por todas, não só na China, mas em todo o mundo".

De fato, os números mostram o tamanho do perigo. Reportagem publicada pelo jornal *El País* denuncia que a "ONU calcula que o tráfico de espécies protegidas movimenta a cada ano entre US$ 8 e US$ 10 bilhões". De acordo com a reportagem, "a convenção sobre o comércio internacional de espécies ameaçadas já regula os intercâmbios entre países, o problema é que não tem jurisdição no mercado interno, e a demanda em países como a China e o Vietnã é enorme. Para nós, esta é uma oportunidade para que as leis de proteção animal sejam revistas", salienta Gema Rodriguez, do WWF.

Ativistas ambientais relatam que em Wuhan, na China, onde começaram os casos de covid-19, existe uma venda visível de carnes convencionais, como galinha. Mas em outra parte, de forma clandestina, persiste um mercado que comercializa carne e cérebro de cachorro, para ser consumida crua. Na Nigéria, por exemplo, a carne é considerada uma iguaria e serve para "proteger contra as bruxas".

Mas será que isso só acontece longe daqui?

No sul do Brasil, caçadores gaúchos saem à caça de tatu e capivara, mesmo sabendo do risco de serem presos por abate de animal silvestre; no Pantanal, jacarés e pacas ainda são abatidos a tiros; no sudeste, a polícia ambiental prende caçadores e recolhe armadilhas montadas em matas; no norte, tracajás (tartarugas de água doce) são assados com casco e tudo sobre grelhas improvisadas. Em algumas regiões, até macacos vão para as churrasqueiras.

Para Fernando Belíssimo, médico infectologista do HC de Ribeirão Preto, o consumo desse tipo de carne coloca o mundo e também o Brasil numa situação temerária. "Nós não sabemos de onde virá a próxima pandemia. Na China, a situação tem sido especialmente favorável por causa dessa tradição. Desde a época da grande fome existia essa tradição de comer animais silvestres e, inclusive, procriá-los. Há relatos de que na China eles procriam serpentes, ratos, morcegos, tatus e diversos outros mamíferos, como o civeta, que foi responsável pela SARS 1. Então é um local favorável, mas a gente tem que lembrar, por exemplo, que o ebola surgiu do consumo de morcegos no continente africano, e que o HIV surgiu do consumo de chimpanzés no continente africano. Há também o relato sobre animais silvestres no Brasil serem abatidos para servir de alimento, como veados, pacas ou tatus, e também é possível o surgimento de um novo vírus pandêmico a partir desse consumo, então não dá para prever."

Uma pergunta inevitável: por que esses vírus não originaram uma pandemia no Brasil?

O médico Fernando Belíssimo explica que "provavelmente porque a interação é muito limitada, é muito pequeno o contingente de pessoas que têm essa prática. Então a probabilidade de transmissão é menor do que em um lugar em que milhões de animais são consumidos anualmente, como em países da Ásia –Tailândia, China, Vietnã – e também nos países africanos".

Por que o consumo desses animais é perigoso para o homem?

Ele diz que "o homem está afastado da vida nas florestas há milhares de anos. Como nós não convivemos com eles (vírus dos animais), quando eles chegam até nós, pegam o ser humano totalmente desprotegido. Então essa é a questão, é o elemento surpresa".

Se o mundo espera menos surpresas, mais do que nunca cabe à ciência esmagar o negacionismo para o triunfo da razão. Só assim captaremos a essência da mensagem de Lévi-Strauss, que construiu o conceito de "Cru e Cozido" para desenhar a dualidade transitória de natureza-cultura. Em sua perspectiva desoladora, escreveu: "O mundo começou sem o homem e terminará sem ele".

CAPÍTULO 16
Como acariciar os pelos do burro

Você é livre para fazer suas escolhas,
mas é prisioneiro das consequências.

Pablo Neruda

Abrir guerra contra a China, ainda mais por razões ideológicas, é riscar um fósforo com uma mão e com a outra segurar a alça de um galão de gasolina. As provocações podem explodir uma parceria comercial que, em 2019, gerou ao Brasil US$ 62,7 bilhões em exportação e US$ 35,2 bilhões em importação. De tudo que exportamos, 28% tem o principal país asiático como destino. Do Brasil, a China compra o que mais precisa para manter em pé 1.419.257.117 chineses: soja, carne de boi e de frango. E, claro, derivados de petróleo e minério de ferro.

O mundo sabe bem o que é a China hoje: gigante que na economia anda a passos largos, que trabalha à exaustão, espremido por um sistema político comunista e sempre na iminência de tirar dos Estados Unidos a liderança mundial. Mas os chineses não vivem da inspiração que acham nos biscoitos da sorte. Estão sempre apertados. São 146 chineses por km². No Brasil, a densidade demográfica é melhor: 23,8 brasileiros por km². No planeta, em média, são 50,79 por km². E também levam um aperto no trabalho.

O vírus da incerteza

No documentário *Indústria americana*, premiado com o Oscar 2020, é possível assistir a um mosaico multifacetado das incongruências culturais entre chineses e americanos, quando em Dayton (Ohio) uma fábrica da GM fecha, mandando para o olho da rua 10 mil trabalhadores, e logo se instala no local a Fuyao, gigante na fabricação de vidros. O documentário expõe o choque abismal entre nativos e imigrantes, invertendo os polos historicamente consagrados de dominação e submissão. Desta vez, porém, quem dá as cartas e segura o chicote são os chineses, quase sempre incrédulos ao "corpo mole" dos americanos, ineficientes, improdutivos e sem a menor vontade de vestir a camisa da empresa. Quem fica meses dentro da empresa, sem folga e sem qualquer benefício social, tem um sindicato dirigido pelo governo e reencontra a família uma ou duas vezes por ano não entende a cabeça americana.

Em um dos trechos do documentário, um executivo chinês explica aos trabalhadores (chineses também) por que os americanos são daquele jeito. Ele diz que os americanos têm a mania de aplaudir demais as crianças que, mais tarde, viram adultos prepotentes, ávidos por elogios. No final, o executivo chinês deixa um pensamento sobre o qual todos precisam refletir ao lidar com os americanos: "Nunca acaricie o burro no sentido contrário do pelo".

Respeitados os valores humanos em qualquer âmbito de relacionamento, sem comparações esdrúxulas, certo é que no tabuleiro de xadrez da política comercial a movimentação de pedras exige estratégia, polidez e, sobretudo, compreensão histórica e cultural dos parceiros que se sentam à mesa. A China que hoje sustenta um PIB superior a US$ 13 trilhões, motor da economia mundial, é a ponta de um processo histórico longínquo marcado por incontáveis desafios, sofrimento e transformações.

O país, dominado por 268 anos pela dinastia Qing, foi unificado politicamente em 221 a.C. No livro *Armas, germes e aço*, consta que "desde o início de sua alfabetização a China só teve um sistema de escrita, ao passo que a Europa moderna utiliza vários alfabetos modificados". Hoje, no país, mais de 800 milhões falam o mandarim. Os demais falam outros sete dialetos. A China tem também mais de 130 "pequenas" línguas, muitas delas faladas apenas por alguns milhares. Portanto, conclui o autor do livro, Jared Diamond: "Não só a China é um caldeirão de raças, como parece absurdo perguntar como a China tornou-se chinesa. Pois ela foi chinesa quase desde os primórdios de sua história registrada".

"A extraordinária tradição chinesa da metalurgia do bronze teve suas origens por volta de 500 a.C. Os 1.500 anos seguintes assistiram à proliferação de invenções tecnológicas chinesas, entre elas o papel, a bússola, o carrinho de mão e a pólvora."

Da China vieram também muitas doenças que dizimaram a população do mundo. Jared conta que "quanto ao subproduto mais sinistro da produção de alimentos, as doenças infecciosas, não podemos especificar em que lugar do Velho Mundo surgiram as principais doenças. Entretanto, textos europeus dos tempos romanos e medievais descrevem claramente a chegada da peste bubônica e possivelmente a varíola, do Leste, de modo que esses germes podiam ser de origem chinesa ou asiática oriental. A gripe (derivada de porcos) deve ter surgido mais provavelmente na China, já que lá os porcos foram domesticados e ganharam importância".

A China que hoje o mundo observa, às vezes com olhos de presa, guarda em sua história um álbum dolorido e até macabro do período em que, de 1949 a 1975, viveu sob as garras impiedosas e tirânicas de Mao Tsé-Tung, que revelou ao mundo uma das faces mais horrendas do comunismo. Em *Mao – A história desconhecida*, Jon Halliday e Jung Chang contam como Mao adorava a bajulação, a exemplo de um líder pigmeu bem conhecido dos brasileiros. Nos eventos, o chefe da nação mandava o povo chinês cantar um hino em seu louvor: "O Oriente é vermelho, o Sol se levanta, a China produziu Mao Tsé-Tung. Ele busca a felicidade para o povo. Ele é o grande salvador do povo".

E foi esse "salvador" que decretou o extermínio em massa de mais de 50 milhões de chineses, que morreram de fome ou em expurgos políticos, como também o fez Stálin. Segundo os autores, a bomba de Mao causou cem vezes mais mortes que as duas bombas atômicas que os americanos jogaram no Japão.

Muitos tiranos, nem sempre de esquerda, recolheram de Mao a lição de como quebrar a espinha dorsal de um povo: atacar a cultura e a educação. Na ânsia pelo poder pleno, Mao jogou filhos contra pais, alunos contra professores. "Em 18 de junho, muitos professores e funcionários da Universidade de Pequim foram arrastados diante da multidão e maltratados; seus rostos foram pintados de preto e puseram chapéu de burro em suas cabeças. Forçaram-nos a ajoelhar-se, alguns foram espancados e as mulheres sexualmente molestadas. Episódios semelhantes se repetiram em toda a China, provocando uma cascata de suicídios."

A história registra que a epidemia do ódio se espalha a partir da cabeça de um psicopata. Em segundos, inflamadas pela violência contra quem pensa diferente, as pessoas absorvem a carga viral da loucura e passam a cometer as piores atrocidades. O mundo ainda carrega a história dessas tragédias debaixo do braço. Na China de Mao, as próprias autoridades do governo ensinavam a didática de assassinar opositores. No Condado de Wuxuan, contam Chang e Halliday, em plena Revolução Vermelha, 76 pessoas foram mortas em "comícios de denúncia" e depois devoradas. Nesse espetáculo macabro, o povo escolhia as partes de seus corpos para serem devoradas – coração, fígado e, às vezes, pênis. "Essas partes eram cozidas ali mesmo. Era o que chamavam de *banquete de carne humana*."

Em sua biografia, manchada de sangue e crueldade, Mao escreveu: "Quando chegamos aos períodos de paz e prosperidade, ficamos entediados. A natureza humana ama mudanças rápidas e súbitas".

Então, tenhamos cuidado com os atalhos. Na pressa e na cegueira, eles podem nos levar ao abismo...

CAPÍTULO 17
Tempo para renascer

O descontentamento é o primeiro passo para a evolução de um homem ou de uma nação.

Oscar Wilde

Em tempos de pandemia, a morte parece avançar simbolicamente em capítulos aterrorizantes. Máscara. Ambulâncias. UTIs. Gráficos. Covas. Aprendemos que buracos na terra são para semear, plantar, renovar, demarcar. Hoje, porém, a imagem é do futuro sendo enterrado, pois cada vida perdida é um mundo que se acaba.

E quando a vida está por um fio, a introspecção abre dentro de nós um arquivo de dúvidas e projeta questões que por uma vida toda ficaram trancadas a sete chaves. Uma delas: qual o contrário de morrer? Viver? Não, nascer.

Mais do que assimilar o quão absoluta é a verdade é refletir sobre as etapas de um processo natural. É aceitar, sem ressalvas, que um relógio maior regula os nossos movimentos por essa fração de tempo que chamamos de vida. É ver, sem filtros, que a nossa existência parece mesmo dividida em passagens evolutivas, como bem nos lembra Eclesiastes 3:1-8:

Para tudo há uma ocasião, e um tempo para cada propósito debaixo do céu: tempo de nascer e tempo de morrer, tempo de plantar e tempo de arrancar o que se plantou, tempo de matar e tempo de curar, tempo de derrubar e tempo de construir, tempo de chorar e tempo de rir, tempo de prantear e tempo de dançar, tempo de espalhar pedras e tempo de ajuntá-las, tempo de abraçar e tempo de se conter, tempo de procurar e tempo de desistir, tempo de guardar e tempo de lançar fora, tempo de rasgar e tempo de costurar, tempo de calar e tempo de falar, tempo de amar e tempo de odiar, tempo de lutar e tempo de viver em paz.

Hoje, em meio a esse emaranhado de acasos, é tempo de coletar, de extrair do caos um caminho para a harmonia, sem medo de analisar questões tão complexas, mas simples; doloridas, mas necessárias, como a própria morte.

No livro *Morte*, o filósofo José de Anchieta Corrêa conta que as tribos indígenas têm diferentes maneiras de celebrar os mortos e a morte. Ele cita que os tupis enterravam o morto em sua própria casa, no mesmo lugar em que antes colocava a sua rede. Era para assegurar que o espírito do morto permaneceria entre eles, protegendo e governando a casa.

Outra tribo com comportamento diferente, conta Corrêa, era a dos bororos. Eles enterravam os mortos duas vezes. Na primeira, eram enterrados cobertos de palhas de palmeira. Depois de um certo tempo, eram desenterrados e descarnados. Seus ossos eram pintados com tinta de urucum e enfeitados com penas de pássaros. Colocados em um vaso, os ossos eram lançados no fundo de um rio. Como identificavam-se com a natureza, esses mortos voltariam, reviveriam reencarnados nos papagaios que sobrevoavam suas aldeias. Era uma forma de o povo acreditar na imortalidade.

Mas por que gostamos tanto de acreditar na imortalidade?

Em *Sêneca e o estoicismo*, o arqueólogo e historiador Paul Veyne explica que é "porque temos a alma maior que o nosso corpo e que este mundo terreno". E completa com as palavras de Sêneca: "A alma humana é grande e generosa, ela não admite ter fronteiras mais estreitas que as de Deus". Morrer seria, portanto, nascer para a eternidade. E, por fim, nos concede um lampejo: "É necessário aprender a viver durante a vida, e que às vezes só se logra isso às vésperas da morte".

Quando um inimigo invisível nos rouba o calor de um abraço e a doçura de um beijo, abre a porta para um reencontro. De repente, passamos a viver o tempo de nosso tempo, recolhidos com os bichos que nunca nos abandonam, como nesta história de autor desconhecido, hoje tão oportuna:

Um velho eremita refugiou-se nas montanhas. Queria meditar. Parecia sempre ocupado. Um dia lhe perguntaram: "Como o senhor pode ter tanto trabalho morando sozinho?". Ele respondeu: "Tenho muitas coisas para fazer: treinar dois falcões, duas águias; acalmar dois coelhos; disciplinar uma cobra; motivar um burro e domesticar um leão". Mas não havia nenhum animal ali. O velho respondeu: "Esses animais nós carregamos dentro de nós. Os dois falcões se jogam em tudo o que lhes é apresentado, de bom ou ruim. Tenho que treiná-los para se lançarem em coisas boas. Eles são meus olhos; as duas águias, com as suas garras, machucam e destroem. Preciso treiná-las para se colocarem em serviço e ajudar sem causar danos – elas são as minhas mãos; os coelhos querem ir aonde desejam. Tenho que ensiná-los a ter calma. São os meus pés. A coisa mais difícil, contudo, é controlar a cobra. Ela está trancada em uma gaiola forte, mas está sempre pronta para atacar e colocar seu veneno em quem estiver por perto. Então, eu tenho que discipliná-la. É a minha língua. Todo burro é teimoso, não quer cumprir seu dever e está sempre cansado. É o meu corpo". Finalmente, o velho disse que precisava domesticar o leão. "Ele quer ser o rei, é altivo, vaidoso e orgulhoso. Este é o meu ego."

Se outros pensamentos, captados no isolamento, nos transportam pela imaginação, um seguramente é fundado sobre a rocha: Deus.

Platão chega à conclusão de que é preciso supor a existência de um ser primeiro, garantia das identidades eternas, as quais, por sua vez, seriam refletidas no material mutável, de maneira que a soma de ambos produziria as individualidades Aristóteles, discípulo de Platão, concordava que devia haver um ser divino, que seria a causa da transformação eterna do mundo. Ele constatava que todas as coisas se transformam, estão em contínua mudança.

O filósofo francês Emmanuel Lévinas dizia que "Deus é o nome costumeiramente dado pelos humanos para a dimensão transcendente que fornece o sentido de nossa experiência humana". E o filósofo Spinoza pensava Deus como a própria natureza, pois ela se mantém em uma ordem fixa e imutável. Ela jorra de si mesma e por si mesma ela é conhecida, de modo que é infinita, sem limites. Por ser infinita, ela é divina.

PARTE 2

Reflexões sobre a pandemia de covid-19

Luiz Alberto Hetem[2]

A súbita irrupção de uma pandemia é assustadora. Uma cobertura sensacionalista, seja nas redes sociais ou na imprensa oficial, torna o impacto ainda mais devastador. Nas redes sociais prevalece o contraconhecimento e a desinformação, gerados por grupos diversos com interesses distintos e nem sempre bem-intencionados. Existem também aqueles que simplesmente recebem, repassam e compartilham informações de má qualidade, muitas vezes emprestando a elas a credibilidade que têm nos seus respectivos grupos. Não checar a fonte e passar adiante "notícias" que circulam como se fossem um grande segredo desvendado é de uma irresponsabilidade sem tamanho, cujo efeito é equivalente a jogar fermento na massa de incertezas, ansiedades e medos vigentes na população perante os riscos e consequências da pandemia.

Independente da fonte, a informação em época de pandemia deveria ser pautada pela credibilidade, garantida por fontes oficiais isentas; pela não

---

2 Luiz Alberto Hetem é psiquiatra; doutor em Saúde Mental (área de concentração: psicofarmacologia) pela Faculdade de Medicina de Ribeirão Preto – USP; pós-doutorado do Departamento de Psiquiatria do Hospital Civil de Estrasburgo (França); professor da pós-graduação em Saúde Mental da FMRP-USP (2000-2010); ex-presidente do Departamento de Psiquiatria do Centro Médico de Ribeirão Preto (1999-2000); ex-diretor da Associação Brasileira de Psiquiatria (2003-2010); fundador e apresentador do PQU Podcast e escritor.

personificação do sofrimento, evitando matérias que mostram detalhes sobre as mortes, ou nas quais se entrevistam familiares e amigos ainda muito impactados pela perda; e pela clareza na apresentação de dados, evitando comparações de coeficientes diferentes (número absoluto de mortes no Brasil com o da Bélgica, por exemplo) que mais trazem confusão do que informam.

De maneira semelhante como se dá o contágio da covid-19, em que seu agente patogênico, o novo coronavírus, se dissemina por intermédio de vetores, passa um tempo incubado e depois se manifesta nas suas diversas variantes clínicas na pessoa contaminada, ocorre o espalhamento das reações psicológicas/emocionais que acompanham o desenvolvimento da pandemia. Assim sendo, a ansiedade, principal reação emocional à novidade e ao desconhecido, que anda de mãos dadas com a incerteza e a insegurança, desenvolve-se em dúvidas ou, pior, em certezas catastróficas, à medida que conquista espaço e domina nossa vida mental. Depois, por meio de vetores (mídia e redes sociais), explode na forma de pânico individual, que logo se generaliza e exaure os recursos de gestão de crise pessoais e comunitários. A ansiedade é contagiosa e espalha-se com rapidez em meio a uma população desinformada e, mais celeremente ainda, entre pessoas bombardeadas com informações contraditórias.

O contágio psicológico pode ser de dois tipos: emocional e comportamental. O primeiro deles eu já ilustrei quando falei da transmissão da ansiedade. Ele se dá pelo espalhamento de humores, disposições de espírito e de afetos – emoções, sentimentos e paixões – por meio de grupos, comunidades e, finalmente, da população em geral por intermédio da exposição simples, mais ou menos catalisada pela mídia. Seu resultado final é uma espécie de sincronia emocional entre os indivíduos.

O contágio comportamental, por outro lado, se dá por imitação espontânea, não solicitada e acrítica de atitudes e hábitos exibidos por pessoas de algum destaque social ou acadêmico. Ele necessita de pelo menos três condições para ocorrer: 1) o modelo e o observador/imitador compartilharem a mesma situação; 2) o comportamento do modelo encorajar o observador/imitador a rever suas atitudes e a mudá-las na medida em que o modelo é tido como influência positiva; 3) o comportamento do modelo ser percebido pelo observador/imitador como útil para resolver um conflito.

Em paralelo com esses dois tipos de contágio corre outra percepção, não menos importante nem menos perturbadora. Uma pandemia abala as crenças de que o mundo é governado por um poder supremo benevolente. Sua ocorrência desacredita a concepção de que a natureza é como uma mãe amamentadora, e Deus, um pai provedor e zeloso de seus filhos. Volta à cena o Deus punitivo que despeja sua ira contra os pecadores e o meio ambiente, se rebelando, devolvendo os maus-tratos a que tem sido submetido pelos homens. E aí, já que desgraça pouca é bobagem, bate o sentimento de culpa. Ou de revolta, que acomete os que se sentem injustiçados. Por fim, por essas vias principais e outras secundárias e mais tortuosas, uma pandemia perturba a ordem normal das coisas e aniquila a sensação de bem-estar própria da vida cotidiana.

Ansiedade, culpa, raiva e revolta são as principais emoções desencadeadas durante a pandemia. Todas absolutamente normais, que fique bem claro. Lembro-me de entrevista em que o repórter meio que me forçou a uma colocação mais dramática quando perguntou se era grande o número de pessoas adoecendo psiquiatricamente em virtude da pandemia. Durante uma pandemia, muito na dependência dos acontecimentos das vidas das pessoas, desenvolvem-se casos de reações agudas ao estresse e de transtornos de ajustamento com sintomas de ansiedade e de depressão, que são muito diferentes de transtornos de ansiedade e de depressão clínica, e têm melhor prognóstico. Lógico que na dependência de como as coisas evoluírem.

Alguns grupos são mais vulneráveis à ocorrência desses quadros relacionados ao estresse: profissionais de saúde que estão na linha de frente do atendimento (médicos, enfermeiros, técnicos de enfermagem), assistentes sociais, agentes funerários, coveiros e, evidentemente, as pessoas que estão com parentes hospitalizados e as que perderam entes queridos em virtude da doença. Esses, sem dúvida, serão os primeiros a necessitar de apoio psicológico especializado em virtude dessas vivências. Na sequência virão os que sofreram perdas financeiras ou ficaram desempregados. Por fim, todo o restante da população acometida poderá receber algum tipo de ajuda psicológica, menos ou mais especializada, como discutiremos mais à frente.

Depois de passada a pandemia, chega a hora de contabilizar as perdas, cuidar dos feridos, enterrar os mortos ainda não sepultados e iniciar a reconstrução das bases da sociedade, mais ou menos abaladas, dependendo do setor. Mas não é só em meio a dores e sofrimento que se dá esse processo. Depois dessa fase, espera-se, novos hábitos serão cultivados, mais saudáveis, e velhos valores, que estavam atrofiados – altruísmo, solidariedade, humildade, gratidão, entre outros –, ganharão fôlego durante o enfrentamento e a superação da pandemia.

No que diz respeito à prática psiquiátrica, chegará a hora, passada a pandemia, de assistir as pessoas cuja reação de ajustamento evoluiu para quadro de depressão ou para transtornos de ansiedade tipo pânico e ansiedade generalizada. Também de cuidar daquelas que desenvolveram preocupações obsessivas com limpeza e contaminação, lembrando TOC, mas que não deveriam ser diagnosticadas como tal precipitadamente, o que implicaria em tratamento medicamentoso prolongado e talvez desnecessário.

Depois do depois, paradoxalmente, mas como explicado anteriormente, vem o antes da pandemia. Lógico, da próxima, que virá mais cedo ou mais tarde (tomara), mas será inevitável. Em termos gerais, tanto individual quanto coletivamente, teríamos que estar preparados para tal ocorrência com planos de contingência, simulações ocasionais – semelhantes às que são feitas em aeroportos ou edifícios como parte do treinamento de como agir em caso de incêndio, e mesmo fundos de reserva para quando a próxima pandemia chegar. Faz sentido, não?

Pena que as coisas não se sucedam assim. No momento em que a ordem e a saúde são restabelecidas, de retorno à normalidade, em que o problema parece superado, ocorre um fenômeno cognitivo conhecido: o "esquecimento" de muitos dos medos, preocupações e mesmo de algumas vivências traumáticas durante a pandemia. Isso faz parte, mas as autoridades e as instituições não podem se permitir essa repressão, e nós, pagadores de impostos, não podemos tolerar desvios de dinheiro de fundos e programas de prevenção e redução de danos de novas pandemias.

No que diz respeito especificamente à preparação de serviços de assistência em saúde mental e dos profissionais que neles trabalham para prevenir maiores danos a pacientes que já apresentam transtornos mentais, são várias as providências possíveis, em diversos níveis:

- Garantir que os pacientes estejam bem informados e tenham estoque mínimo de suprimentos para alguns meses.

- Trabalhar em conjunto com autoridades sanitárias para manter calendário de vacinação diferenciado e campanhas educativas sobre hábitos de higiene comprovadamente eficazes na prevenção de contágio infeccioso, mas sem exageros para evitar pânico e desespero.

- Trabalhar conjuntamente com agentes sanitários e gestores de serviços de saúde para fornecer apoio mental adequado para pacientes em isolamento e indivíduos em quarentena.

- Identificar o momento e sugerir evacuação temporária (em caso de clínicas de repouso) como paliativo de curto prazo, mas efetivo, para mitigar os efeitos de surto infeccioso.
- Trabalhar com as autoridades de saúde e gestores de instituições de assistência à saúde de modo a garantir apoio psicossocial e assistência médica para as equipes de funcionários.
- Antecipar, tanto quanto possível, as necessidades de saúde mental da comunidade durante uma pandemia, com foco em recursos que deverão ser direcionados para os sobreviventes; familiares e cuidadores de sobreviventes e mortos; e profissionais responsáveis pelos cuidados de pacientes em estado crítico.
- Treinar profissionais da linha de frente de atendimento para reconhecer os sinais de reação aguda ao estresse e reações de ajustamento, os quadros psiquiátricos de maior ocorrência durante uma pandemia, e garantir assistência psicológica e psiquiátrica às pessoas acometidas.
- Valer-se de comunicação on-line ou por mídias sociais para preparação antecipada e amenização do impacto psicológico durante e depois do surto infeccioso.
- Trabalhar com a possibilidade de falhas nos sistemas de comunicação e ter plano de contingência para contorná-las.

Seria basicamente isso a ser feito antes, a título de preparação para enfrentar uma pandemia. Além disso, contudo, profissionais de saúde mental devem antecipar algumas providências a serem tomadas depois da pandemia:

- Prepararem-se para o rápido restabelecimento do atendimento de pacientes já em seguimento.
- Identificar as potenciais complicações neuropsiquiátricas, imediatas e tardias, em sobreviventes da infecção e prepararem-se para abordá-los terapeuticamente para minimizar sequelas e neutralizar o estigma.
- Identificar e se preparar para encarar as necessidades psicossociais dos familiares dos sobreviventes, que sofrerão com o estresse pronunciado, a perda e, infelizmente, com o estigma.

- Identificar e se preparar para encarar as necessidades dos familiares das vítimas da pandemia, que terão que lidar com luto, crises existenciais, estresse pós-traumático e, também, com o estigma.
- Identificar o impacto do estresse psicossocial em indivíduos previamente sãos e preparar-se para lhes dar suporte.
- Realizar seguimento e cuidar dos profissionais da Saúde que inicialmente não apresentaram sintomas relacionados ao estresse durante a pandemia e que depois desenvolveram quadros psiquiátricos relacionados aos eventos traumatogênicos durante a pandemia.

Consequências psicológicas/psiquiátricas da pandemia

As complicações psicológicas/psiquiátricas na covid-19 são muito mais relacionadas aos desdobramentos de medidas de distanciamento social e de quarentena do que efeitos diretos da infecção. Nesse segundo grupo teríamos alguns casos de delirium – turvação da consciência e confusão mental – secundários à pneumonia e ao desequilíbrio metabólico nos casos mais graves, que em geral necessitam de cuidados intensivos.

Os quadros psiquiátricos mais frequentes durante uma pandemia são as reações agudas ao estresse e os transtornos de ajustamento com sintomas de ansiedade, de depressão ou envolvendo outras emoções. Por definição eles são autolimitados. Quando se perpetuam por mais de dois meses, transformam-se em transtornos de ansiedade ou depressão, cujo tratamento é mais prolongado. Os quadros de transtorno obsessivo-compulsivo, caracterizado por pensamentos obsessivos e rituais compulsivos, principalmente o que envolve medo de contaminação, se exacerbam. Não é comum, por outro lado, que surjam novos casos de TOC durante uma pandemia. No entanto, as pessoas, em geral, passam a ter uma ideia do inferno que é ter TOC, pois passam a se preocupar mais em lavar as mãos, não tocar o rosto, tirar os sapatos e trocar de roupa ao chegar em casa, higienizar alimentos e embalagens que entram em casa etc.

Impacto emocional das medidas preventivas e terapêuticas

O tédio é um dos problemas relacionados com a quarentena, mas quem dera fosse o único. Samantha Brooks e colaboradores, do Departamento de Psicologia Médica do King's College, de Londres, fizeram revisão sobre os impactos psicológicos da quarentena e o que pode ser feito para amenizá-los.

O artigo foi publicado na prestigiosa *Lancet* em 23/2/2020. Baseei-me nesse artigo e no que tenho visto na prática para fazer as considerações a seguir:

De 1.057 pessoas que ficaram de quarentena por causa do contato com pessoas com Síndrome Respiratória Aguda Grave (SARS, iniciais do nome em inglês – *Severe Acute Respiratory Syndrome*) no Canadá, 20% relataram medo; 18%, nervosismo; e 10%, sentimento de culpa. Outros sintomas relatados durante a quarentena foram confusão, raiva, tristeza, entorpecimento emocional e insônia relacionada ao aumento da ansiedade. É de se observar a duração da quarentena nesse caso; foi de apenas oito dias, em média (variação de dois a 30 dias). A nossa, aqui no Brasil, durou muito mais do que isso, o que permite supor que essa porcentagem será maior.

Em estudo realizado em Taiwan, comparou-se profissionais da Saúde que trabalhavam em hospital e ficaram em quarentena de nove dias, em razão de contato com suspeitos de SARS, com funcionários que não ficaram de quarentena. No seguimento, a ocorrência de exaustão, sensação de distanciamento dos outros, ansiedade frente a pacientes febris, irritabilidade, insônia, diminuição da concentração, indecisão, prejuízo do rendimento no trabalho, relutância em voltar ao trabalho e até mesmo considerar se demitir foi maior entre profissionais que ficaram de quarentena.

Em outro estudo, realizado na China, ficou claro que o risco de desenvolvimento de sintomas de estresse pós-traumático foi maior entre os funcionários de hospital que ficaram de quarentena porque tiveram contato com pacientes com SARS do que com aqueles que não precisaram ficar isolados, mesmo depois de decorridos três anos do incidente. O mesmo foi observado para sintomas de depressão e abuso de álcool em outro estudo, também realizado na China, com funcionários de hospital que ficaram em quarentena por conta de contato com pessoas suspeitas de estarem com SARS.

A maior parte dos outros estudos de seguimento revelou a alta prevalência de desequilíbrio emocional, sintomas de depressão e de estresse pós-traumático, além de irritabilidade, insônia, raiva e exaustão emocional nas pessoas que passaram por quarentena.

Os sintomas descritos pelas pessoas durante a quarentena são bastante previsíveis e nem sei se passíveis de eliminação. Diferente disso são os impactos em longo prazo que, sem dúvida, justificam que se tomem medidas preventivas, principalmente no grupo de risco identificado nesses estudos: funcionários de hospitais – médicos, enfermeiros, técnicos de enfermagem, nutricionistas, assistentes sociais – que tiveram contato com casos mais graves e experiências mais traumáticas. Após o isolamento social observou-se a perpetuação de alguns comportamentos relacionados à prevenção de contágio nos profissionais da Saúde: evitaram contato direto com pacientes, mantiveram distância de pessoas que estavam com tosse ou coriza, evitaram lugares cheios de gente e espaços públicos. Também muitas pessoas, depois da quarentena, mantiveram por um bom tempo o hábito de lavar as mãos mais vezes e com mais capricho e evitaram a aglomeração de pessoas.

Na minha prática clínica ficou evidente, já com pouco tempo de isolamento e ainda no início da epidemia de covid-19, que pacientes com transtornos de ansiedade, TOC e esquizofrenia paranoide apresentaram exacerbação de sintomas. Lógico que é um universo pequeno e bastante restrito, mas não é de surpreender que pessoas com esses transtornos piorem nesse momento de tanta tensão e incerteza. Além disso, há pacientes sofrendo com o aumento da ansiedade, o medo de ficar sem atendimento, de ficar sem remédio, de ficar desamparado, ou seja, mais do que nunca, necessitando de apoio e orientação.

Também para mim ficou evidente o estrago causado pela perda da rotina durante a quarentena. Parte importante de muitos tratamentos de transtornos mentais graves ou moderados é o paciente conseguir instituir ou recuperar uma rotina saudável quanto a sono e vigília, alimentação, atividade física, encontros sociais, trabalho, atividades de lazer. Com a quarentena tudo fica mais difícil.

Por fim, algumas considerações sobre os cinco principais estressores durante a quarentena: duração do isolamento; medo de infecção; frustração e tédio, carência de suprimentos; e informação inadequada:

- Quanto mais demorada a quarentena, maiores as suas consequências negativas, como as que comentamos anteriormente.
- Os medos que aparecem na quarentena são principalmente dois: de se contaminar e de infectar outras pessoas, principalmente familiares. Também são comuns as preocupações com sintomas físicos potencialmente relacionados com a síndrome viral. Aliás, o temor de que algumas manifestações inocentes (um espirro, uma dorzinha de cabeça) possam ter relação com o risco de se estar infectado pode persistir por meses após o período de isolamento.
- Frustração, enfado e sentimento de solidão não são difíceis de entender que ocorram com a perda da rotina habitual, a diminuição do contato social e físico com outras pessoas.

- A insuficiência de suprimentos, e aqui estou me referindo a água, comida, roupas, medicamentos, remédios e até mesmo acomodação, por parte do governo e das autoridades durante a quarentena, causa insatisfação, ansiedade e revolta que podem perdurar por meses depois de seu término.
- A falta de informações ou de instruções claras e adequadas é um importante estressor para quem está de quarentena. A confusão de estilo e conteúdo entre as mensagens divulgadas pelas várias autoridades; o desencontro de ações propostas pelas múltiplas jurisdições e níveis de governo envolvidos; a falta de clareza quanto aos diferentes níveis de risco e a falta de transparência das autoridades sobre a gravidade da pandemia potencializam os efeitos deletérios durante a quarentena.

Depois do período de isolamento social, os maiores estressores são financeiros e socioculturais. As perdas financeiras são inevitáveis. Nos estudos revisados, as perdas resultaram em sério abalo socioeconômico que, por sua vez, revelou-se fator de risco para surgimento de manifestações de estresse, ansiedade e raiva meses após o término do isolamento. Muitos chefes de família precisaram da ajuda de familiares durante e depois da quarentena, fato que causou muitos conflitos. Além disso, os problemas decorrentes da interrupção temporária das atividades profissionais, com a consequente cessação de vencimentos, afetaram mais as pessoas mais humildes. Outro dado consistente é que as pessoas que estiveram em quarentena foram estigmatizadas e se sentiram rejeitadas pelos vizinhos, que os tratavam de modo diferente: evitavam-nas, não mais as convidavam para reuniões sociais, olhavam-nas com medo e desconfiança e falavam mal delas.

Penso que essas reações vão acontecer mesmo que a coisa seja bem conduzida. Tomara, com frequência menor. A meu ver, o fornecimento de informações confiáveis, claras e acessíveis para a população, tanto sobre a doença quanto sobre as razões da quarentena, difundidas maciçamente em escolas, locais de trabalho e pela mídia em geral, seria talvez o maior fator na prevenção do estigma. Outras atitudes úteis na atenuação das consequências da quarentena: mantê-la pelo menor tempo possível, sempre com base em evidências científicas sobre tempo de incubação do quadro infeccioso e índice de contaminação do agente; dar especial atenção a populações de risco, profissionais de saúde que trabalham na linha de frente de atendimento, aos pacientes com transtornos psiquiátricos e aos habitantes de comunidades carentes, sabidamente mais vulneráveis a estresse pós-traumático; garantir provisão adequada de suprimentos; implementar medidas para reduzir o tédio e facilitar a comunicação virtual com familiares, parentes, amigos e agentes de saúde que possam auxiliar no manejo do estresse; ocupar o tempo dentro de uma nova rotina diária que contenha agenda de atividades que leve em conta e respeite horários de dormir e acordar, de refeições, sem se esquecer de incluir nela momentos de lazer. Outra estratégia útil durante o isolamento é garantir linhas de contato direto com os serviços de saúde para orientação em tempo real sobre o que fazer diante do surgimento de sintomas.

Outro grande problema, difícil de resolver, envolve pacientes em enfermarias psiquiátricas. Em geral elas são fechadas, com quartos, banheiros, áreas de alimentação compartilhadas entre muitos pacientes. As medidas mais comumente tomadas são: dar alta mais precocemente para pacientes estáveis (levando-se em consideração critérios de segurança, é claro); criar áreas de isolamento social dentro das enfermarias e reduzir as novas internações (principalmente as voluntárias e de pacientes que não representam risco para si e para os outros). A consequência disso para o psiquiatra no atendimento ambulatorial é ter que manejar casos mais difíceis e graves sem poder contar com o recurso da internação.

Por fim, considero também função dos psiquiatras insistir que altruísmo e solidariedade são muito melhores como motivadores da quarentena do que a obrigatoriedade. O sentimento de que outros se beneficiarão com o seu sacrifício ajuda a mitigar o estresse do isolamento social.

Prática psiquiátrica durante a pandemia – cuidando dos grupos mais vulneráveis

Os grupos mais vulneráveis ao desenvolvimento de transtornos mentais durante uma pandemia são os profissionais da Saúde, pessoas com transtorno mental prévio, pessoas enlutadas e idosos.

Os pacientes que apresentam transtornos de ansiedade, TOC e depressão pioram com o prolongamento da pandemia e do período de isolamento social. Já começam a surgir casos de transtorno de estresse pós-traumático (TEPT) desencadeados pelo trauma de perder um ente querido e não poder enterrá-lo de acordo, isto é, não poder se despedir dele. Também uma parcela dos pacientes que passaram pela UTI e de familiares que ficaram na porta dos hospitais por dias sem notícias de parentes internados muito provavelmente será acometida de TEPT.

A prática da psiquiatria ambulatorial em consultórios fica muito limitada. Em função do distanciamento social preconizado, pacientes e médicos não podem se encontrar presencialmente. Felizmente, o Conselho Federal de Medicina e o Ministério da Saúde publicaram normas para o uso transitório de telemedicina, em caráter excepcional, durante o que eles chamaram de "batalha de combate ao contágio da covid-19". Foram duas medidas muito oportunas. A primeira foi a autorização para que médicos prestem este serviço para os pacientes; a segunda, para que isso fosse feito em regime de excepcionalidade. O movimento para liberação da telemedicina ocorre há anos e envolve interesses lícitos por parte de profissionais dedicados a oferecer um bom serviço a seus pacientes. Infelizmente, existem também interesses obscuros, principalmente financeiros, de pessoas nem um pouco preocupadas com medicina de qualidade. Valer-se da crise da covid-19 para "empurrar a pauta" sem maiores cuidados seria um erro.

Além da possibilidade do contato remoto – a teleconsulta psiquiátrica –, é importante que o psiquiatra garanta o fornecimento de receitas para os pacientes que está acompanhando, lógico que avaliados caso a caso. Também deve estar disponível em algum horário do dia para resolver as dúvidas e orientar os pacientes e familiares por telefone.

Os idosos são de um grupo bastante vulnerável às complicações da covid-19, e por isso devem manter o isolamento social ainda mais rígido. Cabe ao psiquiatra dar especial atenção aos seus pacientes dessa faixa etária, como também orientar os familiares para se manterem em contato com eles. Essa medida, tão simples que costuma ser negligenciada, pode fazer a diferença na mitigação das consequências nocivas da quarentena e mesmo prevenir o agravamento de transtornos mentais em pessoas dessa faixa etária.

Sabendo que profissionais da Saúde na linha de frente de atendimento aos pacientes com covid-19 são um grupo de risco, especial atenção deve ser dada à identificação precoce dos casos e ao seu devido encaminhamento para serviços de promoção e assistência em saúde mental.

Outro grupo que tende a crescer com o progredir da doença é o de enlutados pela perda de entes queridos, muitas vezes sem a oportunidade de velório e sepultamento, fato que pode potencializar o trauma da perda e retardar sua recuperação. O ideal seria encaminhar todos os que passaram por essa vivência, o mais breve possível, para o serviço de assistência à saúde mental com o intuito de mitigar seu sofrimento e prevenir complicações futuras. De minha experiência no atendimento das vítimas do deslizamento do Morro do Baú, em Santa Catarina, em 2008, bem sei que nem todos aceitarão essa ideia. O simples fato de ter tido contato com um serviço ou de ter uma referência de quem procurar em caso de necessidade pode fazer a diferença em momentos de agravamento da dor da perda.

Por fim, aqueles que sofreram revezes financeiros, perderam o emprego, os diaristas e os ambulantes são também um grupo vulnerável à ocorrência de transtornos mentais, mas muito heterogêneo, de modo que seu atendimento deve ser feito sob demanda. E, infelizmente, essa demanda será em parte devido a abuso de álcool e suas consequências, dentre elas o aumento da violência doméstica.

Comentários finais

Em termos de covid-19, estamos claramente correndo atrás de compensar o prejuízo já ocorrido e de neutralizar o surgimento de novos casos, sem saber direito como proceder nem em que ritmo sair do distanciamento social que já está causando males físicos, mentais, financeiros e sociais.

Tomara que essas reflexões auxiliem o leitor a se situar melhor quanto ao que está acontecendo e que contribua para que esteja mais bem preparado para enfrentar a próxima pandemia, aproveitando com responsabilidade o período de bonança antes dela.

Referências
BROOKS S. K. e colaboradores. *The psychological impact of quarantine and how to reduce it: rapid review of the evidence.* Lancet 295:912-920, 2020.
HUREMOVIC D. *Psychiatry of pandemics. A mental health response to infection outbreak.* Cham (Suíça): Springer, 2019.

Somos construtores da saúde emocional na pandemia

Ana Maria Fonseca Zampieri[3]

Sem a educação das sensibilidades, todas as habilidades são tolas e sem sentido.

Rubem Alves

A realidade atual muda todo o tempo e a pandemia é uma ruptura total com o conhecido. Quando a realidade que nos rodeia muda drasticamente, temos, como seres humanos, dificuldades em nos adaptar ou reações de adversidades, de estresse, ansiedade, depressão, entre outros sinais de pós-trauma. Quando isso acontece, dizemos que essa atual pandemia é um entorno disruptivo.

O que virá após a quarentena? Provavelmente dependerá de como estamos traçando nossos caminhos, de como estamos produzindo mudanças em nossas convivências, na ciência, na política e em nossas relações sociais e familiares.

A maioria de nós desconhece ter vivido mensagens de ordem, como: Fique em casa! *** Faça distanciamento social! *** Não se aproxime dos outros, pelo menos dois metros de distância! *** Avós são grupo de risco! *** Na Páscoa estaremos cada um em sua toca! *** Não poderemos velar nossos mortos!

---

3 Ana Maria Fonseca Zampieri é psicóloga, graduada pela Universidade de São Paulo (USP, 1975), e pós-doutorada em Psicologia Clínica pela Pontifícia Universidade Católica de São Paulo (PUC-SP, 2009).

Há uma ameaça invisível, microscópica! Precisamos crer sem ver! Obedecer para sobreviver! Qual será o "normal" de nossas vidas? E quando?

Vamos sobreviver em nossos empregos? Teremos saúde pública e privada suficiente? Por que vejo covas em cemitérios públicos sendo abertas à "espera" de tantos "moradores"? O que significam essas instabilidades políticas? Por que ser idoso é ser um perigo?

Como nosso mundo interno recebe e "metaboliza" essas mensagens frequentes das diversas mídias que nos deixam exauridos? Estamos e estaremos mais ou menos estressados? Como sabê-lo? Por que esta sensação recorrente de cansaço? Como lidar com a manutenção de rotinas? Ou o mundo está de cabeça para baixo? Algum dia voltaremos a nos sentir seguros? O que aconteceu com as certezas que fomos acumulando ao longo de milhares de anos como seres humanos?

Quais emoções frequentam esse mundo interno? Medo, impotência, ameaça, raiva, ansiedade, nojo, tristeza?

Estamos perdendo as pessoas antes de perdê-las? Pauline Bass[4] descreve este fenômeno como ambíguo, pois perdemos mentalmente nossos seres amados antes que morram fisicamente.

Quais os dificultadores de nossos espaços profissionais, educacionais, conjugais, religiosos, familiares e de nossos rituais? O que acontece com nossas lideranças? Estão de luto?

A liberdade de movimento é historicamente a mais antiga e a mais elementar, de acordo com Lessing[5]. Quando os homens são privados do espaço público, recolhem-se à sua liberdade de pensamento. Os pilares da verdade podem ser confundidos com os pilares de ordem política. O mundo parece ficar inóspito para as necessidades humanas quando violentamente é lançado em movimento onde não existe mais nenhuma espécie de permanência (Zampieri[6]).

A História conhece muitos períodos de tempos sombrios, em que o âmbito público se obscureceu e o mundo se tornou tão dúbio que as pessoas ficam descrentes frente ao que as lideranças políticas pudessem oferecer. Rousseau[7], no século XVIII, disse que a maior defesa da humanidade era a compaixão. Também, que a melhor pessoa seria a compassiva e que a fraternidade seria a realização plena da humanidade. Isso se torna mais frequente em tempos

---

4 BASS, P. *Ambigous e loss* (1999). London, England: Harvard University Press. pp. 5-9.
5 LESSING, D. (1972). Prefácio de *O carnê dourado*. Editora Record, 2a. edição: Rio de Janeiro.
6 ZAMPIERI, A.M.F. (2016). *Los aportes disruptivos de EMDR a personas damnificadas por catástrofes naturales en Brasil*. Tesis doctoral en Psicología. Buenos Aires: Universidad Salvador.
7 ROUSSEAU, J.J. (1986). *Os devaneios do caminho solitário*. Tradução de Fúlvia Maria Luiza Moreto. Brasília: Universidade de Brasília.

sombrios. A fraternidade, que a Revolução Francesa apresentou ligada à liberdade e à igualdade, estaria conectada à compaixão como um afeto que toca, de forma involuntária, qualquer pessoa à vista do sofrimento, principalmente dos infelizes e dos miseráveis. A compaixão seria tão inevitável quanto o medo? Aristóteles trabalhava a compaixão e o medo juntos. Cícero indagou: "Por que a piedade em vez de dar assistência, se possível? Ou somos incapazes de ser generosos sem piedade? O clímax dramático da tragédia ocorre quando o ator se converte em um sofredor. Não dominamos o passado nem o desfazemos, mas podemos nos reconciliar com ele. Então é possível, muitas vezes, escolher entre lamentar e enfrentar este momento presente da melhor forma. Goethe disse na dedicatória de Fausto: "A dor se renova, o lamento se repete" (Zampieri).

Em um mundo com temor ao contágio de um vírus incompreensível, que está em quarentena e sem expectativas de vacinas em curto prazo, recuperar uma convivência democrática é fundamental, segundo Humberto Maturana[8]. Frente a uma ameaça compartilhada, podemos nos reagrupar, ajudar-nos e cooperar. Se nós pudermos aprender a cooperar, mais que competir, operando em um projeto comum, poderemos ter um momento histórico para nos fazermos autoconscientes do hiperindividualismo para compreendermos melhor o que acontece em nosso viver cotidiano. Frente a essa crise sanitária, humana e ecológica, o bem-estar exige mútuo respeito e colaboração.

Lessing considerava a amizade como indispensável à vida humana, onde os amigos abrem mutuamente seus corações sem serem perturbados pelo mundo e suas exigências. De acordo com Aristóteles, a *philia*, a amizade entre os cidadãos, era um requisito fundamental para o bem-estar da cidade.

Há impactos econômicos do coronavírus e a alta expectativa do desemprego, da fome, do aumento da violência, de muitas mortes, aumento de adições (álcool e drogas) e suicídios. Todavia, poderemos nesta quarentena ouvir o que de fato nos importa, escolhendo minimizar impactos emocionais.

Entrar em nosso mundo interno é também encontrar as sombras que preferimos, muitas vezes, ignorar. É importante ter coragem para olhar o medo do futuro, a culpa do passado e o silêncio em estar cada um consigo mesmo.

Cerca de 2 bilhões de pessoas estão confinadas em casa, em isolamento, autoisolamento ou quarentena. Como lidar com isso?

O historiador israelense Yuval Noah Harari[9] afirma que solidariedade deve ser a resposta à crise. O problema maior pode ser o de nossos demônios

---
[8] MATURANA, H; D'ÁVILA, X. (2015). *Habitar humano. Em seus ensaios de biologia cultural.* São Paulo: Palas Athena.
[9] HARARI, Y.N. (2018) *21 Lições para o século 21.* São Paulo: Companhia das Letras.

invisíveis da ganância, ignorância, ódio e atribuir culpa a outros países e minorias étnicas e religiosas. O mundo precisa prestar mais atenção ao que os cientistas propõem com relação ao colapso ambiental e à pandemia. Quem sabe aprenderemos a conciliar a ciência com a política.

Antonio Damásio[10], neurocientista, disse que a cultura, a organização social e política, a manutenção da justiça e a organização dos mercados são em grande parte uma projeção da estrutura biográfica que a humanidade criou para resolver o problema da sobrevivência. Até onde sabemos, o coronavírus depende de seres vivos para se manter durante um certo tempo. Somos hospedeiros do vírus que encontra, em nossas vulnerabilidades, ajuda para a continuação de suas existências. É importante termos cuidado com o excesso de confiança e de quase invulnerabilidade, o que nos torna perigosos com relação à pandemia.

Há uma situação paradoxal: as coisas estão cada vez melhores no sentido de se fazer ciência, de compreender o ser humano e a natureza, mas há problemas na forma como o ser humano está funcionando nas sociedades e culturas.

No livro *A estranha ordem das coisas – As origens biológicas dos sentimentos e da cultura*, Damásio diz que os tempos atuais poderiam ser a melhor das épocas para se estar vivo porque há descobertas científicas espetaculares na virologia e imunologia, o que nos coloca em situação muito melhor do que houve na gripe de 1918.

Quase tudo é novo e inesperado nesta pandemia. A preocupação do mundo depende também de emoções. Fomos pouco cautelosos desde a depressão financeira de 2008? Talvez tenhamos que usar máscaras nos próximos dois anos? O que vai acontecer com o turismo e a aviação internacional? Como funcionarão os restaurantes? O ar-condicionado terá que ser remodelado? Haverá mutações do vírus? Novos surtos acontecerão? É um período de alta instabilidade, mas também momento de esperança!

David Kessler[11] conceitua luto como "a perda de conexão habitual". Então poderíamos estar com vários lutos? Médicos, enfermeiros e profissionais da Saúde são os nossos heróis confiáveis? Os únicos? Por que tantas discordâncias quanto às medicações e tratamentos nessa pandemia? Luto antecipatório é um termo ligado à morte iminente de pessoas em estágios finais de suas vidas, bem como de seus familiares (Fonseca[12]). Hoje podemos dizer que estamos todos em luto antecipatório? Pensamos em quais pessoas de nossas vidas poderão morrer na solidão de uma UTI ou em corredores de hospitais, com ou sem

---

10 DAMÁSIO, A. (2018). *A estranha ordem das coisas*. São Paulo: Companhia da Letras.
11 KESSLER, D. (2009). *Aprender a superar una pérdida: Las claves para trabajar el duelo*. Madrid: Salud y bien estar.
12 FONSECA, J.P. (2004). *Luto antecipatório: as experiências pessoais, familiares e sociais diante de uma morte anunciada*. Livro Pleno, 1ª edição, Campinas.

respiradores? Se tenho perda de conexão humana direta, estou de luto? Como me recuperar e manter a esperança?

Cientista do estresse, a dra. Elissa Epel[13], pesquisadora do Departamento de Psiquiatria da Universidade Católica de São Francisco, relata que as mais frequentes emoções atuais frente à pandemia são: desamparo, tristeza e desespero. Cita reações emocionais de raiva e frustração dirigidas às pessoas queridas que nos acolhem nas vidas conjugais, profissionais e familiares. Estejamos muito atentos a isso!

Atento ao fenômeno de "otimismo trágico", Victor Frankl[14], o psiquiatra vienense que sobreviveu ao Holocausto, o definiu como a capacidade de manter a esperança e encontrar significados nas crises da vida. Lawrence Calhoun[15] usa o termo "crescimento pós-traumático" para descrever o melhor engajamento possível desse "otimismo trágico": a capacidade da humanidade de transformar criativamente os aspectos negativos da vida em algo positivo ou construtivo.

Podemos nos tornar coletivamente resilientes! Na conscientização de que na interdependência em vez de na solidão e apenas na autoconfiança e no autocontrole, todos precisamos de apoio e de confiança mínima coletiva.

Para regular o estresse é preciso identificar nossas emoções para nós mesmos, como culpa, vergonha, desamparo, desvalia, raiva, confusão, descrença, desesperança, solidão, gratidão, saudade, amor, respeito e compaixão. Resgatar os ensinamentos transgeracionais de nossas famílias e antepassados de como lidar com fracassos e suas adversidades e triunfos torna possível fazermos crescer com o caos (Zampieri[16]).

Sugerimos a todos que participem e compartilhem com grupos diversos, positivos e criativos. Buscar propósitos em como ajudar o próximo é outra possibilidade para nossa saúde. Conversar sobre planejamentos de vida e morte, confrontar e aprender com os desafios tecnológicos, fazer meditação, exercícios de respiração, enfim, cuidar de nossos respiradores internos.

Como uma doença física, o coronavírus parece afetar menos as mulheres. Mas, nos últimos dias, a conversa sobre a pandemia se ampliou: não estamos apenas vivendo uma crise de saúde pública, mas também econômica. Como grande parte da vida normal está sendo suspensa por três meses ou mais, as perdas de emprego serão inevitáveis. Ao mesmo tempo, o fechamento das

---

13 EPEL, E. (2020). *The wim hof method: activate yourfull human potential*. Editora: illustrated, Sounds True.
14 FRANKL, V. (1991). *Em busca do sentido da vida. Um psicólogo no campo de concentração*. São Paulo: Editora Vozes.
15 LAWRENCE, G.C. et. al. (2018). *Posttraumatic growth: Theory, research, and applications*, Routledge.
16 ZAMPIERI, A.M.F. (2019). *Traumas, sociodramas construtivistas e EMDR: Promoção de saúde com pessoas afetadas por catástrofes naturais*. Revista Brasileira de Psicodrama. Dec. 19: 75-86.

escolas e o isolamento das famílias estão transferindo o trabalho de cuidar das crianças – creches, escolas, babás, entre outros – para dentro de casa. Nossas mentes primitivas sabem que algo ameaçador está acontecendo. Algo que não podemos ver com mais clareza. Isso quebra nossa sensação de segurança básica, individual ou coletivamente e estamos sofrendo no nível micro e macro.

As manifestações emocionais que vamos observando são próprias deste vivenciar traumatogênico, como o desconcerto, a angústia, a impotência, a descontinuidade no vivenciar e o impacto da ameaça. Como em uma espécie de "vacinação emocional", poderemos buscar a força de nossas esperanças, reformulação de nossas vidas e os significados essenciais delas. Neste movimento histórico mundial, sermos os atores construtivos, equilibrados emocionalmente e criativos no viver uma consciência planetária que poderá ser a maior herança para nossos próximos humanos! Legitimar a dor para buscar o amar nesta interdependência que pode ser mais equânime e responsável.

Somos construtores da saúde emocional na pandemia.

A luta nos hospitais

Marcelo Di Bonifácio[17]

Como superintendente do segundo maior hospital de Ribeirão Preto e região e diante dessa pandemia provocada pelo coronavírus, fiquei tomado por um grande senso de responsabilidade e de preocupação. Enquanto muitas pessoas se afastaram por questões de isolamento, deparei-me com uma situação de maior demanda de trabalho pessoal, sobretudo o mental e o emocional.
Os impactos foram diversos...
Em janeiro de 2020, o que mais impactou foi imaginar o tamanho da repercussão que o vírus causou em Wuhan (China) e como teria surgido esse novo microrganismo que até então era causador de uma epidemia regionalizada.
Wuhan é a capital da Província de Hubei, a sétima maior cidade da China, com cerca de 10 milhões de habitantes. Então, com 1,4 bilhão de habitantes, imaginei a quantidade de cidades que a China possui com 1, 2, 3 ou mais milhões de habitantes. Muita aglomeração, muita capacidade de contaminação, enfim, alto potencial de complicações. Então rapidamente vimos as dificuldades em oferecer leitos hospitalares de UTI aos infectados graves, vimos um hospital com mil leitos ser construído em pouco mais de dez dias. Pensei o quão difícil seria enfrentar essa pandemia numa cidade como Ribeirão Preto e no Brasil como um todo.
Como médico e diretor hospitalar, fui indagado várias vezes sobre como teria ocorrido o início e a propagação dessa infecção. Primeiro discutiram a infecção por consumo de animais silvestres na China, depois a possibilidade de essa

17 Marcelo Di Bonifácio, Superintendente da Santa Casa de Ribeirão Preto.

infecção ter sido provocada por um descuido científico, uma contaminação em laboratório de Wuhan. Depois até mesmo a ideia de conspiração, pensar que o vírus foi criado pelo governo chinês para causar uma grande crise mundial, sanitária e econômica, para então a China dominar o mundo.

Confesso que nessa fase o impacto maior foi entender o que estava acontecendo e observar o que estava sendo feito, para nos prepararmos futuramente, ainda mantendo poucos pensamentos de que a epidemia fosse se alastrar para o restante do mundo. Confesso que ainda fazia parte de um pensamento agarrado em crenças e em energias positivas.

Alguns dias depois começamos a ver e ouvir que a epidemia se alastrava por outras regiões da China, logo em seguida pela Ásia e pelo Oriente Médio, e que alguns países já registravam mortes pela covid-19. Nessa fase meus pensamentos já mudaram. No início de fevereiro falei para um grupo grande de pessoas, entre elas muitos amigos e empresários, que certamente esse vírus chegaria ao Brasil – apenas não conseguia dimensionar com qual amplitude. Falei sobre os sérios impactos econômicos a que estaríamos sujeitos e sobre as dificuldades de controle sanitário.

Porém, quando o mundo viu a rapidez e agressividade com que o vírus atingiu a Europa, em especial a Itália, não restavam dúvidas de que em pouco tempo a América e o nosso Brasil seriam contaminados.

Eu estava em Brasília nos dias 5 e 6 de março, em reunião no Ministério da Educação, e era patente a discussão de que já circulava o vírus pelo Brasil, que era impossível não haver contaminação num país onde o trânsito de pessoas, interna e externamente, mantinha-se em escala de normalidade. Eu e um médico amigo de Porto Alegre ficamos por cerca de cinco horas na sala Vip do Aeroporto Internacional de Brasília, sala que é considerada uma das maiores das Américas, e estava lotada; gente entrando e saindo a cada minuto, brasileiros e estrangeiros. Ninguém usava máscara, realmente não havia qualquer preocupação com a infecção pelo coronavírus. Juro que falei que uma medida prudente naquela época seria fechar os aeroportos do Brasil para entrada e saída de pessoas para o exterior.

No entanto, já era tarde. Havia suspeitos no Brasil que chegaram do exterior, em especial uma pessoa na cidade de São Paulo, um empresário, que teria permanecido semanas na região da Lombardia, na Itália.

Nesse momento, o impacto foi ter a certeza de que milhares de pessoas possivelmente contaminadas pelo coronavírus, que transitaram pelo mundo e teriam retornado ao Brasil nos últimos dias de fevereiro e de março, poderiam ter sido vetores da infecção. Pior ainda, o Carnaval foi no final de fevereiro, então tive a triste reflexão de que outros milhares de turistas estrangeiros teriam ingressado no Brasil e entrado em contato com outras dezenas de milhares de brasileiros, e estes disseminariam a doença pelo país todo, em especial nas cidades economicamente expressivas do Brasil. E Ribeirão Preto é uma dessas cidades.

No dia 9 de março, quando reunimos na Santa Casa de Ribeirão Preto os diretores, direção técnica, direção de enfermagem, médico infectologista da Comissão de Controle de Infecção Hospitalar (CCIH) e a chefia da unidade de emergência para discutirmos medidas de combate à pandemia que viria, ainda não havia nenhum pânico no país e muito menos publicação de contingenciamento da infecção pelo coronavírus. Tanto é que no dia 13 de março foram confirmados os primeiros casos de contaminação comunitária no Brasil, em São Paulo e no Rio de Janeiro.

No dia 16 de março nós nos reunimos às 7 horas na Secretaria de Saúde de Ribeirão Preto, e estava instalado o Comitê Técnico de Contingenciamento da covid-19 no município de Ribeirão Preto e iniciadas as tomadas de decisões que visaram principalmente a construção de protocolos de atendimento, as medidas de proteção das equipes de Saúde e o contingenciamento da infecção pelo coronavírus, decisões que serviram como base de apoio para o executivo definir medidas públicas de isolamento e distanciamento social, que foram publicadas nos decretos municipais para enfrentamento da pandemia.

Desse momento em diante, o pânico se instalou de forma descontrolada. A população se viu tomada por um inimigo invisível e parecia que todos se escondiam da morte. A gente andava pelo hospital e pelos lugares e parecia que o vírus estava em todo lugar. Sumiu o álcool em gel, sumiram as máscaras, sumiram os aventais, sumiram alguns medicamentos, a tal da Cloroquina desapareceu das farmácias em um dia. Eram vistas filas imensas nos supermercados e compras gigantes para estocagem de alimentos – o impacto foi terrível.

Nessa fase, eu mesmo, que me sentia seguro e sem medo, comecei a perceber que aquilo que viveríamos seria alguma coisa parecida com um filme de ficção, mas os atores e os cenários eram reais.

Meus dois filhos em casa, um universitário e a menina em fase pré-vestibular, ambos isolados em seus quartos, apreensivos e também em pânico por verem pai e mãe médicos trabalhando todos os dias. Eu e esposa há 60 dias chegando em casa, retirando as roupas no corredor, lavando essas roupas imediatamente e tomando banho na parte de baixo da casa. E os cuidados com a higiene passaram a ser paranoicos: nós nos vimos limpando cada item adquirido do supermercado e itens pessoais com álcool em gel de forma contínua, passando pano com água sanitária no chão o tempo todo, separando utensílios domésticos para uso individual, evitando contato com os filhos para não transmitir a doença para eles, não saindo de casa nem para caminhar. Ficamos mais de um mês sem dar beijo ou abraçar os filhos – eu e minha esposa pensamos até em morar em outro lugar provisoriamente por causa dos filhos... Meu Deus...

Ficamos apreensivos por uns dias. Piorou quando recebemos a notícia do primeiro óbito em Ribeirão, no dia 26 de março. A taxa de infecção subindo no país, a taxa de mortalidade também, a invasão de *fake news* atordoava a todos e as intransigências políticas acabavam por nos causar ainda mais incerteza e depressão.

Os impactos pessoais e profissionais foram muitos em menos de dois meses, muitas vezes sentimos que essa crise já estava ao redor de todos havia anos, mas não – fazia pouco tempo que ela se instalara.

Os impactos profissionais mais significativos para mim, como gestor de um grande hospital, foram diversos.

Inicialmente, o que vimos foi um pânico geral entre os profissionais da Saúde, pois havia o receio de se contaminarem em razão da possível falta de Equipamentos de Proteção Pessoal (EPIs). Além de realmente haver dificuldade em adquirir os EPIs, os custos do material se elevaram, a ponto de alguns deles aumentarem mais de 4.000%. Com o tempo a situação foi se adequando, ainda se mantendo com alto custo, o que causou sérios danos para a assistência hospitalar. Muitos profissionais, incluindo médicos, se afastaram das atividades: aqueles com mais de 60 anos, aqueles com doenças crônicas ou aqueles que foram afastados por suspeita de infecção ou porque acharam melhor não trabalhar por medo da situação.

Outro impacto muito importante foi a necessidade de determinar a suspensão de atendimentos ambulatoriais e de cirurgias eletivas, as não emergenciais. Destaco três preocupações profissionais sobre essas medidas: 1) a falta de cuidados essenciais que os pacientes deixaram temporariamente de receber; 2) a redução do faturamento hospitalar devido à suspensão de exames, tratamentos e procedimentos lucrativos para a instituição; 3) a perda de demanda e a capacidade de treinamento aos mais de 150 médicos residentes do hospital. Quase dois meses se passaram e retornamos vagarosamente aos atendimentos ambulatoriais e às cirurgias eletivas. Com certeza os preceptores terão que replanejar os projetos pedagógicos desses médicos para que não tenham defeitos de formação, pois sairão daqui como médicos especialistas e não poderão deixar de ver e fazer um mínimo de procedimentos necessários para aquisição de conhecimentos, habilidades e atitudes.

Voltando ao início das medidas, à segunda quinzena de março, em três dias isolamos uma grande área da Santa Casa para atendimento exclusivo aos pacientes suspeitos ou com covid-19; contávamos com 16 leitos, sendo dez de terapia intensiva; treinamos equipes; implantamos equipes de orientação aos usuários com processos de triagem; agrupamos enfermarias; selecionamos setores de atendimento seguro; fechamos três enfermarias do hospital e ampliamos a capacidade de aquisição de EPIs e de suprimentos.

O que vimos foi algo jamais vivido. Corredores vazios pelo hospital, enfermarias sem pacientes, poucas cirurgias, apenas as de urgência e emergência, um medo geral. O mais impactante nesse sentido, um impacto positivo, foi a redução enorme no atendimento dos setores de Pronto Atendimento, lugares geralmente cheios, ainda mais nesta época de epidemia de dengue em Ribeirão Preto. Era esperada grande demanda, mas, ao contrário, pouquíssimas pessoas para serem atendidas, o que todo gestor de unidade de atendimento em pronto-socorro sempre almejou, ou seja, que fossem na urgência somente pacientes com necessidades, melhorando assim a qualidade do atendimento e reduzindo o tempo de espera para o cliente.

Outro acontecimento positivo, que jamais tínhamos visto com tanto vigor para o setor filantrópico, foram as ações e a mobilização social em favor dos hospitais e serviços de saúde que enfrentam a epidemia. A Santa Casa de Ribeirão Preto sentiu-se acolhida com a quantidade de doações da população, de empresas, de políticos, de organizações sociais e governamentais, de empresas de eventos e até mesmo de artistas por meio de suas *lives*. Foram doados vários tipos de EPIs, especialmente máscaras, mais de 10 toneladas de alimentos, centenas de litros de álcool em gel, dinheiro, verbas públicas, dentre outros.

Enfim, atingimos a segunda quinzena de maio, dois meses após os primeiros casos de contaminação comunitária no país. O Brasil atingiu mais de 200 mil casos de covid-19 e mais de 14 mil óbitos, liderado pelo estado de São Paulo com cerca de 55 mil casos, sendo 4,3 mil fatais. E em Ribeirão Preto, nessa mesma época, cerca de 400 casos confirmados e 11 mortes, com aumento gradual da taxa de infecção.

O impacto atual é pensar como médico, como gestor em saúde e como cidadão responsável que sou.

É claro que o país não poderia ficar isolado em casa até que essa infecção passasse, se é que vai passar. Mas também é evidente que a infecção se transmite pelo contato entre as pessoas, e ficar isolado, proteger-se e aumentar os hábitos de higiene são medidas essenciais para evitar aumento da infecção pelo coronavírus.

Nesses sentidos da razão e da ciência é que passo a refletir sobre como devo opinar. Como médico ou como gestor de uma grande empresa que sofre com a crise econômica que se instalou, como pai ou como educador social, como técnico ou como ser humano? A certeza é que há muita reflexão para que a opinião seja a mais coerente e racional possível.

As expectativas econômicas são as piores. O aumento do desemprego é visível e o medo de perder o emprego é muito grande. Já vemos aumento de pedintes nas ruas, há rumores de aumento da criminalidade, a crise política se alastra, ministros são trocados, poderes públicos se conflitam entre municípios, estados e federação. O dólar atinge valor recorde, as Bolsas despencam e a inflação cai em razão da queda de consumo. Os custos empresariais e pessoais deverão ser revistos devido à queda certa dos ganhos. Haverá perdas em todos os setores da economia. Se neste momento o setor de alimentos não sofre tanto, logo veremos pessoas sem dinheiro para comprar comida, sem coragem de sentar num restaurante com a família para comemorar aniversários ou encontros sociais. Se hoje o setor de vestuário sofre, pode sofrer mais adiante porque a população terá menos recursos para gastar. Imagine então se sobrará dinheiro para trocar o carro. Se os hospitais estão se mantendo, veremos pela frente os orçamentos anuais ficarem negativos. Nem sei como pensar o que será da economia. Certo é que vamos precisar mais ainda dos governantes e dos legisladores para que promovam condições para a recuperação econômica, prevista como lenta por muitos especialistas.

Na área profissional, as expectativas também são muitas. Interessante que estavam morrendo 900 pessoas por dia no Brasil, e a comoção nacional não era a mesma quando ouvimos morrer 1.000 pessoas por dia na Itália no início de março. Como assim? 900 vidas que se vão em um único dia por causa da covid-19? São pessoas do nosso país, do nosso meio, algumas podemos conhecer. Como somos seres racionais, teriam nossos cérebros se condicionado de que a morte é a manifestação mais grave desta doença terrível? Teríamos nos condicionado a aceitar isso como uma simples razão científica? Realmente não sei explicar. Fato é que todos ou a grande maioria entendeu que o vírus existe, que ele se transmite fortemente, que tem alta taxa de gravidade e que é letal em grande parte para idosos e comórbidos. A sociedade venceu a parte emocional e agora se movimenta para a parte racional.

O que realmente esperamos é que os médicos do mundo todo encontrem o tratamento ideal para combater o novo coronavírus, que cheguem a um consenso que seja o melhor e o mais econômico, evitando que a doença progrida para suas formas mais graves. E, sem dúvida, o que mais esperamos é que a indústria farmacêutica desenvolva o quanto antes uma vacina que seja efetiva no controle de futuras infecções, imunizando a população desse mal do século.

Mudanças significativas

Profissionalmente, as mudanças mais significativas que vejo são as necessidades futuras de revisão dos comportamentos dos profissionais e dos usuários, a ideal constituição dos serviços de saúde e a modernização do tratamento nos casos infecciosos.

Em relação aos cuidados com os pacientes e com as equipes, os profissionais da Saúde deverão agir cada vez com mais rigor. Implementação de métodos preventivos serão mais cobrados, sobretudo a lavagem das mãos e o uso de EPIs, a telemedicina deverá ser mais utilizada no sentido de apoio diagnóstico e terapêutico, a capacidade de usar o trabalho administrativo em domicílio, o *home office*, será uma estratégia possível para todos os segmentos empresariais. E, sem dúvida alguma, o uso de encontros pela internet será viável, agilizará as relações profissionais, promoverá maior número de participantes, encurtará distâncias e trará economias importantes para as empresas privadas ou públicas.

Espero que os usuários, de um modo geral, entendam que as unidades de pronto-atendimento e de urgência são preferencialmente destinadas aos pacientes graves, pelo menos àqueles que não estão conseguindo resolver seus sinais e sintomas depois de vencidas as etapas anteriores, como o tratamento já estabelecido ou a consulta ambulatorial. Dessa forma, e com certeza, os que forem realmente indicados a usar os serviços de pronto-atendimento, que sejam atendidos com mais qualidade, atenção, resolutividade e rapidez.

Espero que os governantes, em especial os do Ministério da Saúde, utilizem a crise da pandemia para entender que há décadas necessitamos de aumento de leitos de terapia intensiva. Quantas vezes ouvimos que pacientes morrem por falta de leitos de UTI? E agora, precisou uma pandemia para que em meses adquirissem milhares de equipamentos para ampliação de leitos de UTI para pacientes de covid-19. Passada essa crise, espero que mantenham esses novos leitos para suprimento do déficit instalado e quem sabe a qualidade do suporte seja então o melhor possível. Espero que sejamos supridos, mas não só de equipamentos. Precisamos de mais recursos públicos para manter melhores tecnologias hospitalares e para a capacitação dos profissionais que atuarão nas unidades de terapia intensiva.

Um sistema mais bem dimensionado, com profissionais mais capacitados, unidades de saúde devidamente utilizadas e recursos na medida justa, será facilmente utilizado e monitorado, proporcionará condições de oferta de serviços dignos e de modernização dos tratamentos, que com certeza estarão mais bem preparados para uma possível pandemia futura, sem grandes alarmes e pânico.

As mudanças humanas serão muitas. Começando pela maior agregação entre as famílias. Ter oportunidades cada vez maiores para o encontro de pai, mãe e filhos no lar, na mesa de alimentação, na sala de TV, na construção de diálogos e entendimentos mais concisos. As pessoas também deverão evoluir no sentido de saber que poupar é necessário. Não podemos gastar tudo que ganhamos, devemos repensar o que realmente precisamos para viver felizes, saudáveis e com dignidade. Ter uma reserva financeira que seja obtida, por exemplo, pela economia com gastos não essenciais será a garantia de sobreviver melhor nas futuras pandemias ou epidemias, que realmente poderão acontecer num menor espaço de tempo.

Relações sociais

Podemos ter certeza de que durante um bom tempo as relações sociais sofrerão rupturas pelo distanciamento preventivo. Não acredito que nos próximos seis meses a sociedade tenha segurança de se encontrar, se reunir, se aglomerar. Imagino como serão as grandes festas, os casamentos, os shows com milhares de pessoas. Teremos medo, sim, pois somente com a vacinação em massa e o desaparecimento dos casos de covid-19 por um tempo é que a sociedade terá novamente coragem de se expor.

Destaco um lado ruim e que me preocupa: o futuro das relações humanas. As últimas gerações vivem a relação digital. Encontros, reuniões, diversão e até namoros se fazem por meio de celulares. Esse comportamento poderá ser maior, infelizmente, podendo distanciar ainda mais as relações de olhares, dos sentidos, de calor humano e do carinho.

Por outro lado, acredito que teremos a parte positiva. Os encontros em pequenos grupos, em especial entre os familiares e entre os verdadeiros amigos, deverão aumentar. Conheceremos novos artistas, novos chefes de cozinha, novos filósofos, mas, com certeza, conheceremos as pessoas pelo que elas são na sua essência, não pelo que elas aparentam ser.

O que mais espero que seja incorporado às relações humanas é o espírito de ajuda e de solidariedade entre as pessoas. Tenho certeza de que estaremos mais dispostos a entender as necessidades humanas, a interpretar o que há de bom e de ruim e de acolher o próximo naquilo que podemos ajudar.

Novos cuidados

Muitos cuidados serão necessários. Falo sobre os cuidados de relacionamento humano e sanitário.

Já refleti sobre os cuidados profissionais que serão cada vez mais abordados, seja na ótica do profissional, seja na do empresário. Os hospitais e as instituições de saúde no geral terão que implantar treinamentos e capacitações, preparando suas equipes para o controle e a prevenção de doenças em geral. Isso já é rotina para as instituições que buscam qualidade, em especial aquelas que são acreditadas por órgãos específicos.

Os cuidados sociais e humanos serão também foco de muita atenção. Temos que lavar as mãos sempre que nos alimentarmos, nossa avó já falava isso – não fazíamos isso com rigor. Muitas vezes estamos em nossos ofícios, pegamos uma bolacha e comemos sem antes lavar as mãos. Não sei se a paranoia de limpar tudo que chega de fora, com água e sabão ou com álcool em gel, será benéfica ou maléfica, mas tenham certeza de que será uma mudança que muitos adotarão como rotina.

Não sei se as pessoas deixarão de se relacionar mais intensamente com o tempo, até acredito que precisamos desse relacionamento para nossas vidas, mas cuidados como, por exemplo, usar copos, pratos, talheres e utensílios individuais nos encontros serão obrigatórios. Aliás, até pouco tempo atrás, orientávamos nossos filhos a não tomarem bebidas em copos de outras pessoas, preocupados com as drogas. Agora somamos a preocupação com infecções e vejo isso como um lado bom.

Cuidados para os profissionais da Saúde

Médicos e demais profissionais da Saúde devem utilizar todos os meios e equipamentos para a sua proteção individual e dos seus pacientes.

Pense na situação em que há um acidentado grave, ensanguentado na cena do trauma com muitas lesões e um médico passa pelo local. É obrigação do médico, sem dúvida, dar o atendimento, mas e a segurança dele naquele momento? Difícil, não é? Qualquer médico faria de tudo para ajudar o paciente.

Mas isso não vale para os ambientes da área da Saúde. Os hospitais e demais instituições devem por obrigação de lei oferecer os EPIs e condições de trabalho ideais, de acordo com as normas e com a complexidade em que estão inseridos.

Nenhum profissional é obrigado a atender sem as devidas precauções e prevenções. Se um ambiente de trabalho não oferece as condições ideais, é obrigação do profissional procurar resolver os problemas com a direção técnica da instituição, com os diretores em geral, e na falta de solução pode fazer, inclusive, uma denúncia aos órgãos oficiais.

Entendo que é importante que os profissionais sejam maduros e que as atitudes sejam sempre discutidas antes que uma denúncia seja feita. O que vemos, lamentavelmente em alguns casos, é a intenção de alguns no sentido de buscar de imediato o caminho mais fácil, fazendo denúncias nem sempre verdadeiras, muitas vezes motivadas por algum tipo de insatisfação ou por má-fé. Esse tipo de atitude atrapalha, prejudica o bom andamento dos trabalhos e contamina um ambiente sadio por meio de informações falsas.

Digo sempre que os cuidados com prevenção e com a higiene no trabalho proporcionam proteção pessoal e do próximo, em especial a do paciente que cuidamos.

Tendências para o hospital digital

Falar sobre "hospital digital" é falar sobre um conceito moderno de assistência à saúde, permitindo otimizar tempo, processos e recursos na atenção.

Esse conceito inclui acesso a dados que tornam mais fácil para os gestores a tomada de decisão e a escolha por ações que aproveitem ao máximo os recursos já existentes. Por exemplo, um sistema de gestão de pacientes e de utilização de recursos empregados aos seus tratamentos, totalmente informatizado, proporciona melhor faturamento das contas hospitalares. Esse processo também facilita o atendimento, melhora o tempo de permanência, gerencia o setor de suprimentos e aumenta a rentabilidade da instituição.

Gostaria de acrescentar aqui um assunto sobre as tendências do uso da telemedicina.

Há muito tempo a telemedicina é utilizada como apoio para análise de exames complementares. O primeiro desse tipo com o qual me deparei, há uns 15 anos, foi a possibilidade de obter o laudo de eletrocardiograma a distância.

Era num pronto-socorro de um município onde o eletrocardiograma era visto a distância por um cardiologista, que de imediato emitia o laudo.

Nesse mesmo sentido há laudos a distância para radiografias, tomografias e para outros exames de imagem que independem do médico para fazê-los.

É um grande auxílio para um médico que não saiba interpretar adequadamente um laudo de exame, mas que, na minha visão, não deveria estar à frente de atendimentos de urgência se não tivesse capacitação para essa função. Mas sabemos que isso é uma realidade. O ideal seria que os médicos mais velhos e os mais capacitados fossem a primeira frente de atendimento nos serviços de urgência, mas o que vemos é a inversão; os mais jovens é que fazem esse tipo de atendimento. Não generalizo, é lógico, e confesso que há muitos médicos e médicas jovens muito competentes e melhores que muitos médicos mais antigos. Há um maior vigor e muita energia na nova geração de médicos, pois foram criados na explosão da tecnologia e são muito mais adaptados a essa realidade.

A telemedicina pode, sim, auxiliar no atendimento de pacientes em hospitais e unidades de saúde em cidades distantes, locais onde ouvimos falar que faltam médicos. Um médico especialista de Ribeirão Preto, por exemplo, pode orientar a distância, por telemedicina, um outro médico generalista que esteja atuando no norte do país, ou até mesmo numa pequena cidade do próprio estado de São Paulo. Essa interação virtual pode auxiliar num melhor diagnóstico e numa melhor conduta.

Pandemia e política

Márlon Reis[18]

Em 2013 publiquei, pela casa editorial Leya, o livro intitulado *O gigante acordado*. Nele fiz algumas análises e previsões que eu gostaria, brevemente, de rememorar aqui. A primeira delas diz respeito à incapacidade de o Estado brasileiro ouvir de cada um de nós as nossas demandas individuais, bem como dar espaço às nossas aspirações coletivas.

O grande problema do estágio atual da nossa democracia reside no fato de que nós, simplesmente, não somos ouvidos. O resultado disso – eu já anunciava naquele momento – seria o aprofundamento do quadro de revolta, com consequências imprevisíveis provavelmente negativas, especialmente no plano político.

Aquele 2013 – como 1968 – foi um ano que não terminou. De fato, ele continua extremamente vivo nos tempos atuais e seu maior legado é nos fazer compreender a existência de movimentos sociais não piramidais, não hierarquizados, que tomam o espaço das formas associativas anteriores e que cobram novas formas de participação. E também nos ensina que desorganização não é sinônimo de desconexão.

A noção primária que tínhamos de mobilização social envolvia organismos coletivos, como associações, cooperativas e sindicatos, que no geral têm em comum o fato de serem estruturas hierarquicamente desenhadas a partir de um organograma que tem em seu ápice a figura oficial do "presidente".

---

18 Márlon Reis é advogado, ex-juiz de Direito, doutor em Sociologia pela Universidad de Zaragoza (Espanha), vencedor do primeiro Prêmio Innovare, um dos fundadores do Movimento de Combate à Corrupção Eleitoral e um dos idealizadores e redatores da Lei da Ficha Limpa.

Quando as lideranças políticas tentavam, nas "Jornadas de junho de 2013", identificar os líderes do movimento para estabelecer uma negociação, deparavam-se com a insólita descoberta de que simplesmente não havia com quem negociar. A compreensão inconsciente atualizada de democracia fez com que nossa necessidade de expressar as nossas demandas coletivas superasse em muito a capacidade do poder público de ouvi-las e, ainda mais, de assimilá-las.

Esperamos que as nossas necessidades sejam consideradas pelos governos com a mesma urgência que nossas mensagens on-line sejam respondidas. Somos capazes de falar uns com os outros mais do que em qualquer outra época anterior, mas continuamos não sendo capazes de falar com os nossos governos. Não foram instituídos os devidos canais, os quais, quando muito, se resumem a ouvidorias não responsivas.

Nós nos tornamos mais informados e mais críticos, mas a nossa experiência coletiva não desenvolveu níveis mais sofisticados de interconexão. Não sabemos o que fazer com toda essa interação eletrônica, e os diversos âmbitos do poder público não aprenderam a lidar com isso.

O Estado brasileiro é um cavalheiro do século XIX tentando entender uma jovem hiperconectada do século XXI.

Posso descrever uma experiência bem-sucedida de mobilização social não hierarquizada: refiro-me ao Movimento de Combate à Corrupção Eleitoral (MCCE). Essa rede mobilizacional foi inaugurada em junho de 2002, tendo por objetivo fazer valer uma conquista legislativa histórica, engendrada entre os anos de 1996 e 1999, a qual deu origem à Lei nº 9.840, de 29 setembro de 1999.

A Lei 9.840, ou "Lei dos Bispos", como passou a ser chamada em razão do protagonismo da Igreja Católica em sua conquista, estabeleceu medidas de multa e cassação para candidatos flagrados na prática de compra de votos ou de desvio de aparato público para fins eleitorais. Mas era preciso alguma segurança de que essa lei de fato "pegaria". Algumas dezenas de organizações sociais decidiram, então, criar o Movimento de Combate à Corrupção Eleitoral, cujas principais missões seriam justamente acompanhar a aplicação da Lei dos Bispos e promover a educação popular para exercício ético do direito de voto.

Embora nominalmente composto por organizações que se mantêm nos formatos tradicionais, o MCCE funciona como uma rede não hierarquizada, não possuindo presidente ou um quadro diretivo com poderes especiais de tomada de decisão em nome dos demais. Todas as decisões são colegiadas e só podem ser adotadas por consenso. Isso não é simples, mas o resultado é que todos estão de acordo com cada novo direcionamento adotado. Trata-se de uma forma diferente e sofisticada de experiência democrática, intitulada por alguns como "consenso progressivo" ou, como prefere Barack Obama, "*adaptive democracy*".

Pude testemunhar o poder dessa forma de organização. Os objetivos do MCCE foram alcançados e a Lei 9.840 se tornou uma vedete nos tribunais eleitorais, gerando a cassação de mais de mil mandatários, entre prefeitos, deputados estaduais e federais, senadores e até governadores. Por apenas um voto de maioria o mandato do ex-presidente Michel Temer não foi perdido com base nessa lei. Mas a *energia social* produzida foi tão intensa que um objetivo maior surgiria anos depois; e foi assim que o Movimento de Combate à Corrupção Eleitoral fez com que surgisse entre nós o seu maior legado institucional até o momento: a Lei da Ficha Limpa.

Trata-se de um exemplo raro de mobilização social que se fez ouvir. E o grande segredo reside na sua horizontalidade e na sua capilaridade. Cada organização nacional que integra o MCCE cuidou de levar para seus afiliados espalhados por todo o Brasil essa campanha histórica que alterou a Lei de Inelegibilidades. O fato é que antes de o Congresso Nacional começar a tramitar o projeto de lei de iniciativa popular, a sociedade brasileira já o conhecia e o aprovava. Uma iniciativa de baixo para cima.

Mas nem todos nós sabemos ou podemos nos articular em redes e nos organizar de forma consciente e voluntária. Então a maioria dos membros da nossa sociedade acaba se interligando de maneira superficial e descoordenada, o que é favorecido pela conectividade produzida pela rede mundial de computadores.

Com maior facilidade encontramos alguém que compartilha das nossas queixas, mas não com a mesma facilidade encontramos núcleos capazes de racionalizar os problemas e orientar a reação de uma forma democrática e legítima.

Uma insatisfação social generalizada leva à revolta, a qual pode se materializar de diversas maneiras, até mesmo nas eleições, com a escolha daquelas pessoas que mais se pareçam com o sibilar raivoso da internet.

Temos que aprender a lidar com esse novo cenário em que a informação voa na velocidade do pensamento, e a desinformação, na velocidade da luz. Durante esta pandemia estamos verificando de modo traumático essa realidade. Segundo dados revelados por pesquisa levada a cabo pela Avaaz, pelo menos 70% dos brasileiros já acreditaram em alguma das inverdades divulgadas na internet sobre o coronavírus[19].

---

[19] Disponível em: https://congressoemfoco.uol.com.br/saude/sete-em-cada-dez-brasileiros-creem-em-noticia-falsa-sobre-covid-19-revela-avaaz/. Acesso em 14 de maio de 2010.

Um novo cenário mundial

Josmar Verillo[20]

Independentemente de quem tem razão, dos que advogaram o isolamento social máximo como meio de amenizar os efeitos da pandemia ou dos que advogaram que o isolamento ia matar muito mais gente que a pandemia, o mundo vai mudar. E as mudanças serão muito significativas. O mundo já passou por muitas pandemias, e cada vez que isso ocorreu, mudanças significativas ocorreram no modo de vida e nos costumes dos povos.

O que não mudou muito foi a falta de caráter e de espírito público das elites políticas. Eles sempre decidem, baseados na conveniência eleitoral, ou seja, manter o poder. E o poder tem a ver com recursos, corrupção, extrair do Estado, ilegalmente, recursos para o enriquecimento próprio e do seu grupo. A decretação do estado de calamidade pública em todo o país, por estados, municípios, abriu a porta para a corrupção em larga escala. Muitos casos já estão sendo noticiados pela imprensa. Mais uma vez uma pandemia vai servir para enriquecer políticos inescrupulosos e suas gangues, e jogar na pobreza milhões de habitantes do planeta.

A tecnologia evoluiu muito, os costumes mudaram, mas os políticos continuam pensando da mesma forma. A maior dúvida é saber como fazer os políticos pensarem no povo e não neles próprios ou no seu grupo. Será que isso demanda uma mudança na natureza do ser humano ou a educação será

---

20 Josmar Verillo estudou Administração e obteve mestrado e doutorado em Economia pela Michigan State University. Foi executivo principal de grandes organizações, como Klabin, Alcoa, BSC, Tonon, e detém vasta experiência de negócios atuando como conselheiro de Administração. É proprietário da Santa Eliza Eco Resort.

capaz de promover essa mudança? Por que tudo evolui no mundo, menos o pensamento dos políticos?

Voltando ao cenário pós-pandemia, muitas indústrias terão que ser repensadas. A indústria de transporte de pessoas estará quebrada totalmente ao final da pandemia, principalmente as companhias aéreas. Como o mundo não consegue mais viver sem essa indústria, ou governos despejam dinheiro para salvá-la, ou ela terá que passar por uma consolidação global, com um investidor institucional por trás para que possam voltar a operar. Ainda assim deverão mudar a forma de operar, com planos de longo prazo, novo sistema de reservas, diversificação da fonte de receitas e associação com outras indústrias.

O setor de turismo deverá operar dentro de novos parâmetros, com grandes investimentos voltados para manter maior distanciamento de pessoas, e com novos procedimentos de higiene. O turismo rural deverá ser ampliado, pois haverá uma tendência de volta à natureza, pois as pandemias encontram campo fértil nas grandes aglomerações de pessoas. Os novos parâmetros estarão voltados para eventos de pequenos grupos em ambientes saudáveis, ligados à natureza.

O *home office* será uma tendência dos anos futuros, e os aplicativos de videoconferência que garantirem segurança na comunicação serão os novos queridinhos do mercado. Provavelmente serão muitos anos para que o mundo corporativo experimente o nível de viagens de 2019. Os jatos executivos voltarão a ser moda, pois o risco de contrair vírus em aviões de carreira será muito sopesado por empresas globais que desejam proteger os seus executivos.

O uso de máscaras, comum em países asiáticos, mais por causa da poluição do que de vírus, costume visto como exótico no Ocidente, vai passar a fazer parte do dia a dia da população.

Algumas vozes se levantaram contra o isolamento social, alegando que isso seria empurrar milhões de pessoas dos países mais pobres para a inanição, e o desastre seria maior que a pandemia. Também muitas vozes se levantaram para afirmar que o melhor remédio contra vírus é o nosso sistema imunológico. Uma boa saúde faz com que o nosso sistema desenvolva anticorpos contra a maioria dos vírus e evita a contaminação.

A inadimplência de contratos e compromissos será muito alta nos próximos meses e nos próximos anos. Esse é mais um dos efeitos colaterais do *lockdown* total ou parcial praticado pelos estados. Isso poderá colocar o sistema bancário em risco e vai requerer também a interferência governamental. Sempre que se fala em intervenção governamental, isso também significa aumento da corrupção e desvio de recursos públicos para grupos de interesse.

O desemprego mundial vai atingir níveis historicamente elevados e vai afetar muito o setor de serviços, obrigando alguns segmentos a se reinventarem para sobreviver. A pobreza vai aumentar em nível global, e muitas políticas de distribuição de renda praticadas nos últimos anos terão sido inefetivas. A política de isolamento social aumentará significativamente a pobreza no mundo. Por incrível que pareça, os mais protegidos serão os funcionários públicos, que ganham altos salários; eles lutarão com unhas e dentes para manter os privilégios. O Brasil é um caso típico, onde o setor público de certa forma se apoderou do Estado, legisla em causa própria e é uma das maiores fontes de desigualdade no país.

A forma de lidar com as pandemias vai mudar. Mesmo porque vai haver uma pressão da opinião pública por mais transparência no modo de lidar com elas e tentar descobrir a agenda escondida por trás de cada ato, que quase sempre leva à corrupção.

As redes sociais expõem, de forma contundente, fatos que antes passavam despercebidos pela população. E a agenda escondida dos políticos nunca foi tão exposta e de forma tão clara ao público. No Brasil, principalmente, é muito fácil identificar a agenda eleitoral de cada governador, de cada político.

A indústria farmacêutica e a forma de licenciamento de produtos deve mudar. A EPA (Environmental Protection Agency – Agência de Proteção Ambiental) dos Estados Unidos deve criar formas mais rápidas de autorização de uso de produtos, o mesmo acontecendo com todas as outras agências mundiais. Antes da certeza absoluta da segurança de produtos deve estar a prioridade no combate a pandemias.

O mundo no futuro próximo será mais pobre por causa da inabilidade da elite política mundial em lidar não só com a pandemia, mas com uma infinidade de outros problemas sociais de nossa época. A nossa elite política é formada, em grande parte, por fracassados em outras atividades; eles acabam indo para a política, que passou a ser vista como a arte de enganar. Mas também haverá reação forte por parte de uma parcela da sociedade contra essas atitudes dos políticos. Muitas das ações tomadas durante a pandemia serão classificadas, corretamente, como fruto de hipocrisia.

A injeção de recursos na economia, à la Keynes, vai elevar desproporcionalmente a dívida dos governos, que deverão partir para aumento de impostos onde for possível e onde não for possível, as sociedades deverão conviver com um nível mais elevado de inflação, que é quase tão nocivo quanto o aumento de impostos. Vai ser um mundo mais difícil de viver do ponto de vista econômico.

Os seres humanos defendem os próprios interesses. Mas a busca do interesse próprio não pode ser feita fora das regras do jogo da democracia e em detrimento do interesse maior da população. A população está ficando mais educada para enfrentar essa quebra das regras do jogo, e as redes sociais têm sido importantes aliadas para escancarar os malfeitos. Mas isso não tem sido suficiente para eliminar esse problema.

O novo mundo pós-pandemia será mais paranoico, mais pobre, mais dividido, mais tecnológico, com maior volume de estresse e individualismo. Sabendo disso, precisamos trabalhar para amenizar essas tendências e tornar o mundo um lugar ainda agradável para se viver.

A regra é clara: sem risco, sem retorno

Henrique Bredda[21]

Existe uma famosa frase atribuída ao cientista Albert Einstein sobre juros compostos, em que ele, supostamente, disse que "juros compostos são a maior força do universo". Se ele realmente disse isso, não sei, mas concordo com a afirmação. E se Albert Einstein tivesse conhecido o CDI brasileiro, provavelmente diria que o nosso Certificado de Depósito Interbancário foi a oitava maravilha do mundo. Foi.

Por muitos anos, o brasileiro utilizou os instrumentos de renda fixa e aplicações bancárias mais básicas como uma forma de obtenção de retornos muito generosos, acima da inflação. Nessas aplicações, a mais elementar das regras de mercado não era válida. Num mundo normal, se você não corre riscos, você não obtém retorno. Essa é a regra. Mas isso não foi verdade no Brasil. Por muito tempo, bastou você ter dinheiro para conseguir ainda mais dinheiro, sem correr praticamente nenhum risco. Além de o Estado não conseguir se livrar desse endividamento caro que ele mesmo provocou, de quebra ainda provoca uma cruel concentração de renda.

Num país onde as finanças públicas são descontroladas ou apresentam uma clara trajetória de deterioração, como era o caso brasileiro até recentemente, o Estado semiquebrado precisa oferecer juros cada vez mais exorbitantes para

---

21 Henrique Bredda é sócio-fundador e gestor da Alaska Asset Management. Formado em Engenharia Naval e Oceânica pela Escola Politécnica da USP, iniciou sua carreira em 2002 e passou por instituições como Unibanco, Spinnaker Capital Group, Ashmore Brasil, FVF Participações. Além disso, foi sócio-fundador da Skipper Investimentos, onde atuou como analista e gestor de renda variável. Gestor de carteira de valores mobiliários autorizado pela CVM.

captar dinheiro dos investidores e tapar os rombos que a má gestão deixa. Se o Estado é devedor, gastão e irresponsável, é arriscado emprestar dinheiro para ele. Daí os juros altos.

Com a Emenda Constitucional do Teto dos Gastos Públicos, a Reforma da Previdência, a nova TLP, com a eliminação de subsídios como, por exemplo, o BNDES captar dinheiro a taxas altas dos investidores e repassar com taxas mais baixas para alguns privilegiados, o buraco nas contas públicas começa a reduzir e a nova trajetória futura esperada para o endividamento público faz com que o país reconquiste credibilidade.

Com a abertura dos mercados, diminuição de tarifas e com o contínuo processo de desburocratização, o empreendedorismo cresce no país. Mais empreendedores geram mais soluções para a população, mais opções de produtos, serviços, mais competição. Com a competição, temos mais crescimento econômico (mais arrecadação) sem a típica pressão inflacionária pela falta de oferta. Com mais arrecadação, menos inflação e menores déficits no orçamento, o Estado tem menos necessidade de captação de dinheiro via emissão de dívida pública e passamos, finalmente, a ter taxas de juros mais baixas de forma sustentável, sem populismo de curto prazo.

Sendo assim, a relação normal de Risco x Retorno começa a valer no Brasil. Você não quer correr nenhum risco? Tudo bem, então o seu retorno também será zero. O CDI depois de imposto e depois da inflação passou a ser perto de zero. O equivalente ao CDI no mundo desenvolvido é apenas um caixa praticamente parado. Assim como a taxa livre de risco nos países desenvolvidos não constrói riqueza, teremos que nos acostumar com a mesma lógica no Brasil. O CDI poderá até conseguir preservar o poder de compra do seu dinheiro aplicado, mas não deverá conseguir multiplicá-lo na mesma intensidade das últimas décadas.

Com o novo cenário que se desenvolve, passamos a lidar com uma realidade inédita. Temos a oportunidade de construir em nosso país um ambiente de investimentos produtivos (e não mera aplicações), alocando nosso tempo e dinheiro em atividades que estimulem o empreendedorismo, a criação de empresas, a inovação tecnológica. O dinheiro terá que trabalhar e gerar algo de útil para a sociedade se quiser se multiplicar.

Essa nova necessidade de correr riscos e de se envolver com ativos produtivos (empresas, imóveis, venture capital, startups, franquias etc.), se você quiser multiplicar o seu capital, irá exigir uma nova mentalidade, uma reeducação. Apesar de ser uma transição dolorida, é uma enorme evolução.

Um Estado com contas mais saudáveis cria um ambiente mais confiável, estimula cada vez mais as pessoas a alargarem o seu horizonte de investimento e a investirem em ativos produtivos.

Confiança e investimentos em ativos produtivos são ingredientes fundamentais para a criação de riqueza e desenvolvimento econômico-social.

Como a pandemia de covid-19 tem transformado a nossa empresa

Prof. Dr. Claudio Romualdo[22]

Somos uma empresa da área de Educação que emprega, aproximadamente, 600 colaboradores em regime CLT, em diversas categorias, administrativas, serviços de apoio, docência e lideranças e cerca de 400 em outros tipos de contratos. Atuamos na região de Ribeirão Preto, Franca e Pirassununga oferecendo os serviços de Educação Básica e Ensino Superior na modalidade presencial e em todo o Brasil com os serviços da Educação a Distância, EaD. Como faz uma empresa para continuar operando em um cenário que exige confinamento e isolamento, tendo como atividade principal aulas presenciais, em seus colégios e faculdades?

Aderiu-se ao *home office* (trabalho remoto ou trabalho de casa) para 100% de todos os seus setores e colaboradores. Mas como ressignificar essa modalidade de trabalho? Como implantá-la num curto espaço de tempo? Como revelar que o *home office* pode dar resultados?

Primeiramente inicia-se um trabalho de treinamento das lideranças (gestores de unidades, coordenadores e responsáveis por setores), tanto nas ferramentas (sistemas que são utilizados) como na concepção que a empresa

---

22 Claudio Romualdo é doutor em Ciências pela USP (Faculdade de Enfermagem) de Ribeirão Preto (SP), em 2020. Mestre em Desenvolvimento Regional e Políticas Públicas pela UNIfacef de Franca (SP), em 2013. Mestre em Educação pelo College of Letters and Science, Estados Unidos, CLS-AWU, em 2001. Atualmente é diretor geral da Faculdade Metropolitana do Estado de São Paulo (FGV), em Ribeirão Preto.

imprimiu sobre o *home office*, os mecanismos de supervisão e orientação dos trabalhos e, o mais importante, o acompanhamento motivacional dos colaboradores, para entender todo o contexto em que vivem (casa, núcleo familiar, condições de trabalho, resiliência e saúde). Qual fator contribuiu, de forma ímpar, nesse processo? Foi a cultura organizacional da empresa que tem como princípio relações horizontais com os colaboradores e processos colaborativos de trabalho. Essa cultura organizacional da empresa propaga-se pelo modelo de gestão, que se fundamenta na concepção dos 6 Ds do crescimento exponencial do empreendedor Peter Diamandis, fundador da Singularity University. Os 6 Ds são:

Digitalização – diz respeito, especificamente, ao serviço oferecido pelas empresas de educação, a capacidade do serviço ou produto transitar do meio físico para o digital, passando a adquirir poder exponencial e ser disseminado numa velocidade impressionante, tornando-se acessível a qualquer pessoa do mundo para ser reproduzida e compartilhada.

Decepção – é uma etapa em que o serviço ou produto cresce lentamente e se confunde com o modelo de crescimento linear, daí a necessidade de entendimento, pelos gestores, que leva tempo para ser exponencial.

Disrupção – é o momento em que há o rompimento com o velho modelo de fazer o produto ou serviço e a aceitação da incorporação de novas tecnologias de inovação, e essa etapa pode mudar completamente a geração do produto ou serviço, colocando-o num patamar competitivo no mercado. "Em termos simples, uma tecnologia disruptiva é qualquer inovação que cria um mercado e abala outro já existente." (Peter Diamants, Bold, 2016)

Desmonetização – é a capacidade que a tecnologia tem de fazer com que um serviço ou produto se torne algo substancialmente barato, podendo ser até gratuito, por isso o nome desmonetização.

Desmaterialização – é a transformação do que era físico para digital, ou seja, se desmaterializa. Especificamente nas empresas de educação, o trabalho do docente, que se resumia a aulas presenciais dentro de uma sala de aula, passa a ser remoto, através de um AVA (ambiente virtual de aprendizagem), ou um serviço administrativo de uma simples assinatura de contrato. O que era realizado de forma presencial descolou-se para assinatura digitalizada através dos celulares e computadores, mediada por um sistema tecnológico.

Democratização – é tornar o serviço ou produto acessível a todos com custos muito baixos. Como diz Peter Diamants: "A democratização é o fim de nossa reação em cadeia exponencial, o resultado lógico da desmonetização e da desmaterialização. É o que acontece quando objetos físicos são transformados em bits e inseridos em uma plataforma digital em volumes tão altos que seu preço se aproxima de zero. (Bold, 2016)

Em um segundo momento, na semana que antecedeu o trabalho *home office*, foi realizada uma pesquisa com todos os colaboradores para saber as condições estruturais (espaço físico, qualidade da conexão via internet, quantidade de pessoas na moradia, tipo de mobiliário para o trabalho (garantia de mobiliário ergonômico) e se havia pessoas do grupo de risco na família. A partir dos resultados, todas as medidas foram tomadas para garantia da qualidade de vida e os resultados da empresa.

No terceiro momento foram distribuídos equipamentos de trabalho (notebooks, cadeiras ergonômicas para quem não as tinha, aparelhos de celulares, máscaras de pano, álcool em gel 70 e insumos de escritório).

No decorrer do trabalho em *home office* foram criadas frentes de apoio e treinamento aos colaboradores, referentes às alterações feitas nos sistemas tecnológicos e reuniões diárias entre as lideranças dos setores, segmentos e os colaboradores. Os treinamentos foram pautados em garantias motivacionais, *feedback* acerca dos resultados obtidos e mudança de estratégias. Buscou-se respeitar os horários de trabalho do colaborador, para não sobrecarregá-lo com mensagens e reuniões pelo Google Meet. Assim, então, qual foi o maior desafio da empresa para manter 100% de funcionamento (de forma remota) e garantia de eficácia e resultados? Primeiramente, a gestão acreditou na autoeficácia dos seus colaboradores em *home office*. Entende-se autoeficácia pela capacidade de a pessoa se autorregular e conseguir eficácia em suas ações, acreditar que pode ser protagonista no seu trabalho e entender que a autonomia dada exigia um alto nível de responsabilidade e engajamento.

Até o momento a empresa teve baixo índice de desligamentos, por falta de adaptação ao modelo de trabalho em *home office*. Esse dado é muito relevante em se tratando de colaboradores que moram em cidades do interior de São Paulo, marcadas por experiências de trabalho operário, fordistas ou tayloristas. Eles estão habituados ao trabalho convencional na empresa de forma presencial, cumprindo uma carga horária acordada e submetidos a controles, como relógios de ponto e sistemas tecnológicos.

Na ótica do colaborador, a empresa percebeu, no início, um percentual considerável de ansiedade e também de dificuldade de adaptação (processo de alinhamento do trabalho com a vida e ambiente doméstico). Porém, esses problemas foram superados no decorrer das intervenções diárias.

Nas semanas que se seguiram, no mês de abril de 2020, outros sentimentos foram surgindo: medo e incerteza sobre o futuro. Então a equipe de gestão intensificou o trabalho de acompanhamento, apoiada por profissionais da psicologia presentes no corpo docente das faculdades.

Atualmente a empresa continua em *home office*, e seus resultados foram garantidos, assim como o trabalho de todos os seus colaboradores. E o que se pensa e se espera para o futuro próximo pós-pandemia?

São muitas as reflexões feitas pela equipe de gestão e é possível pensar que a experiência de *home office* e os processos de adaptação à crise, a construção da crença da autoeficácia dos colaboradores, o fortalecimento do trabalho em ambientes virtuais colaborativos e o fortalecimento da resiliência e solidariedade são elementos que serão incorporados na essência da cultura organizacional da empresa.

Referência
DIAMANDIS, Peter. *Bold*. Editora Simon & Scuster Paperbacks, 2016.

Destruição criativa da escola

Maria Inês Fini[23]

Iniciamos o século XXI num cenário de profundas transformações sociais, muito impactadas pelo avanço da tecnologia em nossa vida cotidiana, com questionamentos sobre valores morais e éticos, permeados por forte crise econômica e política e até com desconfiança na democracia representativa.

Nesse cenário, a escola já vinha sendo intensamente criticada e exigida para cumprir um papel que ultrapassasse a mera transmissão de conteúdo, ampliando o conceito de aprendizagem. Não só para atender o pleno desenvolvimento de crianças e jovens, mas vislumbrar nessa preparação também as exigências de um mundo de trabalho que também sofre contínuas transformações.

Nos anos 1990, o Brasil finalmente conseguiu colocar na escola básica todas as crianças de 7 a 14 anos, em que pesem as enormes disparidades dessa oferta no território nacional. Ainda falta universalizar creche e educação infantil para todos. Mesmo com a descontinuidade das políticas educacionais dos diferentes governos que em si trazem retrocessos, tivemos avanços significativos, uma vez que garantir aprendizagem de qualidade social tem sido a frequente preocupação dos sistemas educacionais se considerarmos que historicamente o fracasso

---

23 Maria Inês Fini é doutora em Educação, pedagoga, professora e pesquisadora de Psicologia da Educação, Psicologia do Desenvolvimento e Social, especialista em Currículo e Avaliação. Foi fundadora da Faculdade de Educação da Unicamp (1972-1996); diretora de Avaliação para Certificação de Competências do INEP (1997-2002), período em que criou e coordenou o Enem e o Encceja, presidente do Inep (2016-2019). Membro do Conselho Científico da Abave, do Conselho Administrativo da Acerp TVEscola; diretora pedagógica da Educare e diretora de operações estratégicas da Efígie, onde realiza consultoria nas áreas de formação de professores, currículo, avaliação e internacionalização na Educação Básica e Superior.

escolar com altos índices de repetência, evasão e mesmo o analfabetismo funcional vinham marcando tragicamente a trajetória da educação brasileira.

Um ponto alto de nossas recentes conquistas foi o avanço das discussões da sociedade de educadores, consolidadas num Plano Nacional de Educação, de duração decenal, que organizou objetivos e metas a serem alcançados por todos os segmentos, regulamentados em lei. Estamos na vigência do segundo plano decenal, com metas pactuadas entre os entes federativos, com divisão de responsabilidades e indicações claras para melhoria da qualidade da educação oferecida.

Nessa direção, uma das políticas educacionais de grande impacto foi a construção de uma Base Nacional Comum Curricular (BNCC), que indica claramente os direitos de aprendizagem e desenvolvimento de nossas crianças e jovens em cada etapa da escolaridade básica. O documento foi construído coletivamente, homologado pelo Conselho Nacional de Educação (CNE) em 2018, e trouxe respostas muito incisivas para reelaboração das propostas curriculares das escolas brasileiras desde a creche até o ensino médio.

Esse documento incorpora reflexões e tendências modernas de educação que procuram responder aos desafios que a escola tem que enfrentar para adaptar-se ao mundo contemporâneo, principalmente incorporando o conceito mais abrangente de aprendizagem que ultrapassa o de transmissão para memorização de conteúdo. Sinaliza para o desenvolvimento de estruturas de inteligência, num compromisso com o conceito de educação integral que envolve também o compromisso de favorecer o desenvolvimento socioemocional num ambiente escolar totalmente diferente do que tínhamos como modelo, incorporando metodologias ativas de ensino, linguagens e insumos computacionais, ênfase em processos criativos e não repetitivos; participação dos alunos em relações cooperativas e solidárias visando ao desenvolvimento de valores cidadãos.

Habilidades para o trabalho no século XXI são transversais, para muitos ambientes e não específicas a uma tarefa ou função de trabalho, disciplina ou ocupação. São para a vida, e a motivação para o êxito deve fazer parte das metas da educação desde a infância.

Durante o ano de 2019, esforços de diversas ordens foram feitos pelas escolas e seus professores para construção de novos modelos de currículo, com indicação de novos arranjos dos tradicionais conteúdos, abraçando o desafio de empreender as ideias da BNCC e preparar a escola para ingressar nesse novo momento da vida nacional. Movimentos de gestores e mantenedores foram feitos para produzir mudanças estruturais na escola como um todo e na prática pedagógica dos professores.

Entretanto, foram poucos os insumos tecnológicos investidos como suporte à aprendizagem presencial que pudessem atender aos requisitos mínimos de um projeto consistente de ensino a distância, EAD, com plataforma digital amigável, tutoria, material adaptado e avaliação, que certamente ampliariam a consolidação das aprendizagens. Até então, havia um grande preconceito na adoção de projetos de EAD nas escolas de educação básica, seja pela ausência de equipamentos e infovias que garantissem acesso, seja pela falta de preparação dos professores que os habilitasse a usar recursos tecnológicos como instrumentos de aprendizagem.

Com esse novo cenário ainda a ser vivido em 2020 na educação nacional, chega a pandemia no início do ano letivo.

Com pouco mais de um mês de aulas, as escolas foram fechadas e as famílias tiveram que reinventar seu cotidiano, sem base em experiências anteriores. As famílias passaram a ser as protagonistas da escolarização formal, e as escolas passaram a desempenhar papéis coadjuvantes, fazendo esforços meritórios para não perder os vínculos já estabelecidos com os alunos.

Iniciativas muito diferentes nas escolas, com ou sem recursos tecnológicos de suporte, vinculadas às características de seus professores, e socioeconômicas de suas famílias, impactam diretamente a vida cotidiana de todos. De um lado a escola tentando manter seu projeto de ensino sem a mediação dos processos de construção de conhecimentos feita pelo professor e, portanto, desconhecendo os resultados das aprendizagens.

Questões como cumprimento do calendário do ano letivo, adiamento das avaliações nacionais, efetivação da merenda escolar, entre outras, assombram os gestores e todos se angustiam para cumprir seus papéis.

Nesse clima emocional que invadiu nossas vidas é fundamental que as escolas dialoguem com as famílias no sentido de garantir a elas o cumprimento dos compromissos de ensino, mas que neste momento todos devemos cuidar de nossas habilidades socioemocionais que se desenvolvem nas relações humanas em qualquer contexto social além da escola.

Esse é o protagonismo próprio das famílias. Respeito, colaboração, diálogo, tarefas coletivas, expectativas positivas suas e do futuro, motivação, prática de justiça, democracia nas atitudes cotidianas, entre outras, que as escolas reforçarão em suas rotinas diárias.

Faltam recursos educativos para muitos, e o isolamento e o sedentarismo podem agravar a ansiedade, causar estresse e diminuir a motivação para aprender.

A escola faz falta para todos em qualquer situação, mas os mais vulneráveis, expostos a situações de estresse neste momento, terão muito mais dificuldade em reconstruir os vínculos de aprendizagem para continuar aprendendo na volta às aulas.

Imaginava-se que a escola pudesse fazer sua passagem para a modernidade em ritmo mais lento, preparando professores, implantando novos currículos, adaptando-se à tecnologia, estabelecendo outras relações entre ensino e aprendizagem.

Entretanto, não temos mais o tempo à nossa disposição. A destruição da escola que tínhamos é irreversível e a construção da nova escola obrigatoriamente será rápida, criativa e inovadora.

O grande desafio que essa pandemia representa mudará a sociedade para sempre, em particular as escolas.

Nunca mais seremos os mesmos, mas podemos ser muito melhores.

Perspectivas e cenários da pandemia do coronavírus

Dr. Pedro Schwartzmann[24]

A expansão do número de casos de covid-19 pelo mundo gerou decisões de restrição de mobilidade para a população, mudança de regime de trabalho (*home office*, suspensão temporária de contratos de trabalho) e modificações profundas na rotina das pessoas.

Dentro desse temeroso cenário encontra-se o sistema de saúde. Já em colapso prévio por más gestões, orçamento restrito para a Saúde e fechamento de leitos do SUS na última década, o estado crítico do sistema de saúde ficou ainda mais evidente para a imprensa e população em geral. Não há leitos para todos, não há unidades de terapia intensiva suficientes e os pronto-atendimentos tornaram-se, em muitos casos, o último refúgio. Todos esses fatos, agravados por uma politização insana da pandemia e seus desdobramentos, geraram impactos em diferentes setores do sistema de saúde como um todo.

Impacto da covid-19 nas atividades assistenciais

Seguindo as recomendações das entidades regulatórias, hospitais públicos e privados iniciaram uma preparação exaustiva para o combate ao coronavírus.

---

[24] Pedro Schwartzmann é doutor em Ciências Médicas pela USP. Coordenador da Unidade de Tratamento Cardiovascular Avançado do Hospital Unimed. Cardiologista do Centro de Tratamento Oncológico de Ribeirão Preto. Professor da pós-graduação da USP/RP e da Universidade Federal de São Carlos (UFSCar).

O primeiro passo foi o cancelamento de cirurgias eletivas e consultas ambulatoriais. Logo após, o dimensionamento de cada serviço de saúde foi escalonado para uma situação de contingenciamento da crise, com foco em aumentar leitos de terapia intensiva e reservar o atendimento aos pacientes infectados pela covid-19 para áreas separadas fisicamente, incluindo áreas diferentes para o pronto-socorro, salas cirúrgicas para cirurgias de urgência e leitos de enfermaria e de terapia intensiva separados.

Com essas medidas, vivenciamos um momento de extrema organização do sistema de saúde para o combate à pandemia; contudo, tal medida apresenta caráter prejudicial aos procedimentos habitualmente realizados. Mais ainda, esse espaço artificialmente criado em cada hospital, em cada instituição, reduziu ainda mais os leitos e procedimentos para as outras doenças. E essas doenças não desapareceram: esse será o foco do último tópico – as perspectivas pós-pandemia.

Impacto da covid-19 nos profissionais da Saúde

Dentro da formação do profissional da Saúde – seja ele médico, enfermeiro, técnico de enfermagem, psicólogo, nutricionista, fisioterapeuta – há um nítido senso comum de necessidade de tratamento de doenças diversas, com responsabilidades relacionadas à linha de frente de combate a uma pandemia, a catástrofes ou qualquer outra situação que cause prejuízo à saúde da população.

Entretanto, profissionais da Saúde são pessoas comuns, com famílias, problemas comuns e boletos a quitar. Mais do que isso, apresentam também fortes relações psicológicas com essa situação. Além do que, todas elas vêm sofrendo de estresse emocional e com o risco de contaminação. O profissional da Saúde deve lidar com o risco extremamente alto de contaminação e particularmente o risco de contaminar a própria família e os amigos. Tal sobrecarga emocional é um constante desafio no manejo e gestão de pessoas durante a pandemia.

Outro detalhe é a sobrecarga de trabalho adicional para cobrir os turnos dos profissionais afastados porque se contaminaram. Mais ainda, ter que cuidar de colegas que estão internados e foram acometidos pela infecção no trabalho.

Ciência a serviço da vida

Uma pandemia representa inúmeros desafios para a medicina e a ciência. É como tentar trocar o motor do carro em funcionamento – buscar o conhecimento de diversos fatores relacionados ao vírus para traçar medidas rápidas e eficazes para minimização do surto. Há alguns pontos particularmente essenciais:

- Caracterização do agente causador: qual vírus, qual subtipo, como afeta as células, que mecanismos fazem parte da doença, qual a duração da infecção, qual o período de transmissibilidade.
- Conhecimento dos sintomas e sinais da doença: perfil em assintomáticos, taxa de contaminação a partir de um caso, índice, letalidade, prevalência na população e diversos outros indicadores.
- Entender os mecanismos responsáveis pela gênese da doença (fisiopatologia da infecção).
- Após o entendimento dessa fisiopatologia, pensar em tratamentos farmacológicos e não farmacológicos plausíveis. Depois desse passo, desenhar estudos clínicos capazes de provar a eficácia do tratamento e comprovar sua segurança quando aplicado.

Nunca antes na história da medicina houve tantos estudos simultâneos e tantos pesquisadores focados em encontrar soluções, sejam medicações, vacinas, equipamentos de proteção ou medidas para segurança aos profissionais da Saúde durante o atendimento. Até o momento em que este livro está sendo terminado, são mais de 300 estudos clínicos aleatorizados, com mais de 120 drogas diferentes em teste e mais de 100 vacinas. Esse é o ponto positivo da pandemia: ciência focada e unida na busca de tratamentos para combater a covid-19.

Perspectivas da pós-pandemia: o legado indireto da covid-19

A preocupação com o contexto atual é legítima e nobre, com todas as medidas atuais focadas na redução da transmissão e do número de vítimas fatais da covid-19.

Porém, o comentário anterior do impacto da covid-19 no sistema de saúde não deve ser negligenciado. Milhares de procedimentos, exames de rotina, consultas ambulatoriais, cirurgias eletivas e quimioterapia foram adiados. Não precisa ser expert para entender que as vítimas indiretas da covid-19 deverão ser mais numerosas do que as vítimas diretas.

Nova York já documentou aumento do número de paradas cardíacas em domicílio, um retrato triste do retardo na procura de assistência devido a infartos e acidentes vasculares cerebrais. Há estimativas também de milhares de pacientes que deixaram de ter um câncer diagnosticado precocemente por exames de rotina e que enfrentarão as consequências desse adiamento em um cenário prognóstico avassalador.

Resumindo todo o adiamento do sistema de saúde: o sistema está sobrecarregado no momento pela covid-19, mas ficará novamente sobrecarregado por uma segunda onda de internações – as internações evitáveis e as doenças agravadas pela demora em procedimentos eletivos. Esse legado indireto pode e deve ser pior que o atual cenário.

EPÍLOGO
Espelhos

Passamos a vida obcecados por espelhos. Neles flagramos os açoites do tempo e as medidas dos prazeres desmedidos. Sem espelhos, perdemos as senhas de acesso ao que somos ou pensamos ser. Enfim, precisamos dos espelhos para a convicta compreensão de que estamos vivos!

Quantas vezes miramos nossos próprios olhos diante de um espelho, mergulhados em nós mesmos, pensando até quando? Até quando seremos reflexos de nós mesmos? A finitude da vida é conceitual, poucas vezes concreta.

Quando o Brasil e o mundo contam centenas de milhares de mortos, devemos dobrar os joelhos para homenagear quem não está mais entre nós. E também quem se recolhe na luta contra o vazio torturante da ausência de alguém. Então, quando o corpo se curva ao solo, a cabeça quase toca o coração e completamos a unidade do amor.

Um vírus como esse abre covas, fulmina empresas, corrói relacionamentos e extermina empregos. Mas faz muito mais: também sepulta o futuro e distribui entre os que ficam os pedaços de todas as perdas.

Você, que vira estas páginas, é um sobrevivente que tem agora nas mãos um espelho para reverberar o sentido da vida, para enxergar um raio de sol depois do monte e ver nisso tudo um ponto. Mas o que é apenas um ponto?

É só um marco inicial, a base para o começo ou recomeço. É preciso unir os pontos. Com dois, já temos uma reta, uma trajetória, um avanço, uma história para ser escrita. Seja grato à vida. E se ela não anda tão bem, agradeça o alcance ao remédio. E se o remédio ainda não chegou, festeje a esperança!

Para essas pessoas que sofreram tantas perdas – emprego, empresas, amores – e para as que partiram sem um abraço, como quem sai de casa às pressas para voltar depois, nós dedicamos todo o nosso respeito e homenagem, pois, certamente, todas serão reflexos do que seremos daqui para a frente. Afinal, antes de olharmos para o espelho e nos vermos, devemos olhar para o espelho da vida, aquele que reflete o outro...

REFERÊNCIAS BIBLIOGRÁFICAS

AAMODT, Sandra. *Bem-vindo ao seu cérebro, porque esquecemos as chaves do carro, mas nunca esquecemos como se dirige e outros enigmas do comportamento cotidiano.* 1ª ed. São Paulo, 2008.

ALVES, Rubens. *Filosofia da ciência, introdução aos jogos e suas regras.* 15ª ed. São Paulo, 1992.

ALVES, Rubens. *Ostra feliz não faz pérola.* 7ª impressão. São Paulo: Editora Planeta, 2008.

BARBACETTO, Gianni. *Operação mãos limpas, a verdade sobre a operação italiana que inspirou a Lava Jato.* Porto Alegre: Citadel, 2016.

CHANG, Jung. *Mao, a história desconhecida.* São Paulo: Companhia das Letras, 2006.

COMPARATO, Fabio Konder. *Ética, direito, moral e religião no mundo moderno.* 2ª ed. São Paulo: Companhia das Letras, 2006.

CORRÊA, José de Anchieta. *Morte.* 1ª ed. São Paulo: Globo, 2008.

CORTELLA, Mário Sérgio. *Não nascemos prontos! Provocações filosóficas.* 8ª ed. Petrópolis: Vozes, 2009.

COSTA, Caio Tulio. *Ética, jornalismo e nova mídia, uma moral provisória.* 9ª ed. Rio de Janeiro: Zahar, 2009.

DIAMOND, Jared M. *Armas, germes e aço, os destinos das sociedades humanas*. 19ª ed. Rio de Janeiro: Record, 2017.

DIAMOND, Jared M. *Colapso*. 2ª ed. Rio de Janeiro: Record, 2005.

EXAME, revista, edição 1.206, abril de 2020.

EXAME, revista, edição 1.207, abril de 2020.

FARRELL, Jeanette. *A assustadora história das pestes e epidemias*. 2ª ed. São Paulo: Ediouro, 2003.

FOLEY, Michael. *A era da loucura*: Como o mundo moderno tornou a felicidade uma meta (quase) impossível. 1ª ed. São Paulo: Alaúde, 2011.

GAIEVSKI, Eduardo; OLIVA, Fabio; SANCHEZ, Jorge; REIS, Márlon; VIEIRA, Vania. *O combate à corrupção nas prefeituras do Brasil*. 5ª ed. São Paulo: Cultural, 2013.

GREVE, Bent. *Felicidade*. São Paulo: Unesp, 2012.

HARARI, Yuval Noah. *Sapiens* – Uma breve história da humanidade. 5ª ed. Porto Alegre: L&PM, 2015.

HAVEN, Kendall. *As 100 maiores descobertas científicas de todos os tempos*. São Paulo: Ediouro, 2008.

HEYER, Evelyne. *Uma incrível história do homem*. 1ª ed. Porto Alegre: L&PM, 2019.

KOLAKOWSKI, Leszek. *Pequenas palestras sobre grandes temas*: Ensaios sobre a vida cotidiana. São Paulo: Unesp, 2009.

LENOIR, Frederic. *Sobre a felicidade, uma viagem filosófica*. 1ª ed. Rio de Janeiro: Objetiva, 2016.

LOUREIRO, Violeta Refkalefsky. *A Amazônia no século XXI*: Novas formas de desenvolvimento. 1ª ed. São Paulo: Empório do Livro, 2009.

LUFT, Lya. *Perdas e ganhos*. 23ª ed. Rio de Janeiro: Editora Record, 2004.

MALOUF, David. *O que é a felicidade?* 1ª ed. São Paulo: WMF Martins Fontes, 2014.

PESQUISA, Fapesp, nº 285, novembro de 2019.

PETERSON, Jordan B. *12 regras para a vida*: Um antídoto para o caos. Rio de Janeiro: Alta Books, 2018.

PORTO, Ciro. 1ª ed. *Terra da gente*. Campinas, 2014.

PRESTON, Richard. *Zona quente*. 2ª ed. Rio de Janeiro, 1995.

SAVIAN FILHO, Juvenal. *Deus*. 1ª ed. São Paulo: Globo, 2008.

SOLOMON, Robert C. *Fiéis às nossas emoções*: O que elas realmente nos dizem. Rio de Janeiro: Civilização Brasileira, 2015.

SOUZA, Marcio. *Amazônia indígena*. 1ª ed. Rio de Janeiro: Record, 2015.

VERAS, Ryanna Pala. *Nova criminologia e os crimes do colarinho branco*. 1ª ed. São Paulo: WMF Martins Fontes, 2010.

VEYNE, Paul. *Sêneca e o estoicismo*. São Paulo: Três estrelas, 2015.

WILCKEN, Patrick. *Claude Lévi-Strauss*: O poeta no laboratório. Rio de Janeiro: Objetiva, 2010.

WOLFF, Francis. *Nossa humanidade*: De Aristóteles às Neurociências. São Paulo: Unesp, 2012.

Visite nosso site e conheça estes e outros lançamentos: www.matrixeditora.com.br

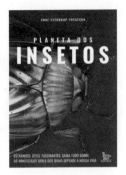

PLANETA DOS INSETOS | Anne Sverdrup-Thygeson

Uma incrível viagem ao mundo de estranhas, maravilhosas e surpreendentes vidas. Criaturas pequenas, mas poderosas, que mantêm o mundo em que vivemos. Muitas vezes fora do nosso campo de visão, sob nossos pés, além de ligeiros em seus voos, os insetos ocupam um mundo oculto e são essenciais para nossa existência. Eles estão aqui há milhões de anos, sobreviveram aos dinossauros e ficarão depois de nós. Trabalhando calma e incessantemente, eles garantem nossos alimentos, sustentam nossos ecossistemas, curam nossas feridas e até mesmo digerem plástico. Eles também podem nos fornecer novas soluções para a crise dos antibióticos, ajudar em zonas de desastre e inspirar engenheiros da força aérea com suas técnicas de voo. Suas vidas, além de correrem perigo em razão da atuação humana, também são cheias de diversão, intriga e maravilhosos rituais de acasalamento. Quer você goste ou não, a Terra é o planeta dos insetos, e esta é a sua extraordinária e imperdível história.

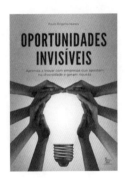

OPORTUNIDADES INVISÍVEIS | Paulo Rogério Nunes

Oportunidades invisíveis mostra a história de empreendedores brasileiros e de alguns outros do exterior que conseguiram enxergar além do óbvio, com iniciativas inovadoras, tendo a diversidade como um grande ativo. São negócios nas áreas de mídia, beleza, turismo, moda e tecnologia que criam novos mercados, desconstroem estereótipos e desafiam o senso comum. O livro conta essas histórias para responder perguntas como: O que faz esses empreendedores enxergar abundância onde todos veem escassez? Como eles conseguem ser mais inovadores que as empresas tradicionais? Quais lições podemos aprender com eles para nossos projetos? Nesta obra, além dos cases brasileiros, o autor Paulo Rogério Nunes busca referências globais em países como Estados Unidos, Canadá, Inglaterra e África do Sul para mostrar que a diversidade é o combustível da inovação. Só não vê quem não quer.

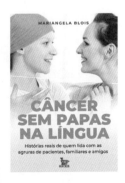

CÂNCER SEM PAPAS NA LÍNGUA | Mariangela Blois

Este livro é para que cadeados da comunicação entre pacientes de câncer e seus médicos ou profissionais envolvidos no tratamento sejam arrancados e as relações possam fluir. Porque quem não se comunica se trumbica. Ou seja, se prejudica, se dá mal. E, no tratamento do câncer, informações confusas sempre prejudicam. Há relatos aqui sem finais felizes. Por quê? Porque este livro não é um romance, não é ficção. Ele é real da primeira à última palavra, com base no trabalho de quem intermediou diversas conversas e foi ouvido atento de diversos pacientes. E a realidade da vida inclui a morte. Se a autora fala da importância da comunicação, não pode, então, omitir a morte – seria uma contradição imperdoável. Não é, no entanto, um livro triste. A realidade tem todas as nuances: alegria, tristeza, comédia... Você já deve ter visto muita gente saudável e infeliz. Então, seja feliz! Como puder, como quiser, do jeito que der!